Himmel - Hölle - Fegefeuer

KONTAKTE 3

Beiträge zum religiösen Zeitgespräch
Herausgegeben von Michael Kessler

Himmel - Hölle - Fegefeuer

Theologisches Kontaktstudium 1995

Herausgegeben von

Albert Biesinger und Michael Kessler

francke verlag

Titelabbildung: Vielfalt der Lebensspuren im schöpferischen Spiel. Tusche auf Papier 1995, von Margarete Baur, Leinfelden

Die Deutsche Bibliothek – CIP-Einheitsaufnahme

Himmel, Hölle, Fegefeuer : theologisches Kontaktstudium 1995 / hrsg. von Albert Biesinger und Michael Kessler. – Tübingen ; Basel : Francke, 1996
(Kontakte ; 3)
ISBN 3-7720-2522-6
NE: Biesinger, Albert [Hrsg.]; GT

Dischingerweg 5 · D-72070 Tübingen

Gedruckt auf säurefreiem und alterungsbeständigem Werkdruckpapier.

Druck: Müller + Bass, Tübingen
Verarbeitung: Braun + Lamparter, Reutlingen
Printed in Germany

ISSN 0949-7277
ISBN 3-7720-2522-6

Inhaltsverzeichnis

Vorwort 7

Albert Biesinger
Kommt die religiöse Erziehung ohne die Vorstellungen von Himmel-Hölle-Fegefeuer aus? 11

Karl-Josef Kuschel
Die Erfahrung des Höllischen und Teuflischen in der Literatur des 20. Jahrhunderts 31

Herbert Niehr
Himmel, Hölle, Fegefeuer.
Die biblischen Grundlagen 55

Joachim Köhler
Wider den Mißbrauch von Bildern des Glaubens.
Beobachtungen des Historikers zur Instrumentalisierung von Bildern 75

Bernd Jochen Hilberath
Reinkarnation oder Auferstehung der Toten?
Ein Vergleich zweier Hoffnungsbilder 107

Herausgeber und Autoren 133

Vorwort

Fragen von Jugendlichen sind nicht nur kurzatmig. Sie reichen über ihre gegenwärtige Lebensphase hinaus: Was wird aus mir, wenn ich eines Tages sterbe? Aus mir, aus den anderen, aus dieser Welt? Die Frage nach den Letzten Dingen ist nämlich keineswegs verstummt. Sie kommt vielleicht mit anderen Begriffen und Bildern daher. Gleichwohl sind auch die Ausdrücke Himmel-Hölle-Fegefeuer nicht aus dem Sprachgebrauch verschwunden. All dies zeigt: Menschen interessieren sich für das, was sie und die Welt im ganzen erwartet, sie haben eigene, bisweilen eigenartige Erwartungen, Hoffnungen und Ängste und suchen nach Antwort.

Gerade für die kirchliche Verkündigung und für die religiöse Erziehung in den verschiedensten Bereichen ist aber die Frage nach der Qualität solcher Rede von Himmel-Hölle-Fegfeuer elementar. Elementar und brisant, wenn bedacht wird, daß Christentum und Kirchen daran gemessen werden und zu messen sind, wie über die Vollendung, über das Heil, über die endgültige Erlösung des Menschen und der Schöpfung geredet wird oder nicht.

Gewaltig sind die Schäden, die durch die Erzeugung von Höllenängsten in die Geschichte des Christentums und der Kirchen hineingesprengt wurden. Und höchst gefährlich erscheint es, die Menschen dem esoterischen Milieu unklarer Bilder, verdeckt oder manifest interessengeleiteter Engführungen und einem florierenden Geschäft mit der Angst auszuliefern. Dabei geht vieles Hand in Hand: immerhin gibt es bereits Kliniken für religiös geschädigte Menschen.

Für die Theologie ist es eine unverzichtbare Aufgabe, die komplexe Thematik unter Berücksichtigung gerade auch von Analysen neuester Befunde im Jugendbereich, unter Beachtung der in der zeitgenössischen Literatur begegnenden Vorstellungen, Bezugnahmen und Stimmungslagen, sowie im Rückgriff auf religionswissenschaftliche ebenso wie frömmigkeits- und kirchengeschichtliche Forschungen aufzugreifen. Dogmatische Überlegungen gewinnen in diesem Zusammenhang orientierende Bedeutung und haben eine wichtige kathartische Funktion. Denn die Anklänge der Thematik im kulturellen und weltanschaulichen Kontext sind breit gefächert und gewinnen vor dem Hintergrund der im Umkreis der Jahrtausendwende neu ins Kraut schießenden Endzeit- oder Wendezeit-Spekulationen zusätzliche Brisanz.

Der vorliegende Band, der die Referate und Workshops des Theologischen Kontaktstudiums 1995 der Katholisch-Theologischen Fakultät der Universität Tübingen zum Thema zusammenfaßt, bietet solide Orientierungshilfen für einen diesbezüglichen Diskussionsprozeß.

Als Herausgeber danken wir den Autoren für ihre konstruktiven Beiträge und wünschen den Leserinnen und Lesern neue Einsichten, Entlastung durch Befreiung von engführenden Vorstellungen und Bereicherung durch Hinweise auf Wege gelingender Spurensuche im Blick auf die uns Menschen umtreibende Frage: Was wird aus uns?

Rottenburg – Tübingen im Januar 1996

Michael Kessler – Albert Biesinger

Albert Biesinger

Kommt die religiöse Erziehung ohne die Vorstellungen von Himmel-Hölle-Fegefeuer aus?[1]

0. Was wird aus dieser Welt und was wird aus mir? Schülererwartungen.

In einer großen und sehr gut ausgewerteten Untersuchung unter Berufsschuljugendlichen wurden an die Kirchen folgende elementaren Fragen gestellt:

- Liebt Gott mich persönlich und hilft er uns Menschen?
- Kann er auch widersinnigem Leid noch Sinn geben?
- Hat er alles erschaffen und wird er am Ende alles in allem sein?
- Existiert er überhaupt oder ist die Rede von ihm nur ein leeres Wort?
- Wie endet die Welt und ist mit dem Tod wirklich alles aus?

Die elementare Frage nach dem Anfang und dem Ende, nach Herkunft und Zukunft also, wird bei dieser großen Gruppe von Jugendlichen gerade nicht tabuisiert, sondern in die Mitte ihrer Gottessuche und ihres Gotteszweifels gestellt.[2]

Diese Fragestellung ist bei Jugendlichen zentral. Die theologischen Deutekategorien der Kirche sind zu wenig buchstabiert, zumindest religionspädagogisch. Wenn man die Literaturlage anschaut, dann wird das Thema „Himmel-Hölle-Fegefeuer" bis auf vereinzelte Unterrichtsentwürfe angesichts der Ergebnisse dieser Untersuchung zu wenig in den Mittelpunkt gestellt. Die „Eschatologiekatechese", wie

---

[1] Für wichtige Anregungen und Diskussionen danke ich Frau Dipl.-Theol. cand. psych. Simone Lindorfer.

[2] Vgl. K.E. Nipkow, Erwachsenwerden ohne Gott? Gotteserfahrung im Lebenslauf, München 1987, 60f, 88. Zugrundegelegt ist die von R. Schuster hrsg. Dokumentation: Was sie glauben. Texte von Jugendlichen, Stuttgart 1984.

sie Bischof Georg Moser in seiner Dissertation erarbeitet hat, fand keine weitere religionspädagogische Monographie als Nachfolgerin.[3] Andererseits zeigt das Interesse z.B. an Okkultismus, Parapsychologie und New-Age-Bewegung, daß Jugendliche ihre emotionalen und kognitiven Orientierungsbedürfnisse hinsichtlich des „woher" und „wohin" und „warum" des Mensch-Seins anderweitig zu befriedigen suchen. Zentrale Fragen der Religion werden entkonfessionalisiert, entinstitutionalisiert und existieren quasi „frei vagabundierend", ohne in die traditionellen Deutemuster von Kirche und Christentum kanalisiert werden zu können.

1. Der katechesegeschichtliche Kontext – Überlegungen zur Pastoral im Kontext von „Himmel-Hölle-Fegefeuer"

In einem gesellschaftlich geschlossenen Lebenskontext bildeten Himmel und Hölle sozial gestützte Plausibilitäten, genährt nicht zuletzt z.B. von katechetischen Merksätzen, Kirchengemälden, Legenden, die eine plastische, raum-zeitliche Vorstellung von Himmel und Hölle vermittelten.

„Himmel, Hölle und Fegefeuer" als eschatologische Orientierungspunkte einer religiösen Gesamtsicht von Leben und Handeln konnten in ethischen Fragen zu keinen sehr differenzierten Begründungszusammenhängen für ethisch erwünschtes oder unerwünschtes Handeln führen: Es reichte bereits der lapidare Hinweis darauf, deswegen in den Himmel bzw. in die Hölle zu kommen. Diese bewußtseinsmäßige Stabilität vereinfachte die Verkündigung und auch die Religionspädagogik in der Schule enorm. Diese Linie steht im Erbe Augustinischer Theologie mit ihrer heilspessimistischen Perspektive: Grundsätzlich stehe es mit den Heilschancen der Menschheit schlecht („massa damnata"); aus dieser Masse der Verlorenen werden nur diejenigen gerettet, die mit der Kirche und ihren Sakramenten in Berührung kommen („extra ecclesiam nulla salus").

---

[3] Georg Moser, Die Botschaft von der Vollendung. Eine Materialkerygmatische Untersuchung über Begründung, Gestaltwandel und Erneuerung der Eschatologie-Katechese, Düsseldorf 1963.

Über die Weckung von Schuld- und Angstgefühlen sollte die Umkehrbereitschaft, der häufige Empfang der Kommunion, der Gehorsam gegenüber der Kirche, ihren Seelsorgern und ihren Geboten gefördert werden. Dabei konzentrierten sich die Ängste der Menschen im wesentlichen auf die Angst, ungetauft oder in Sünde zu sterben, weshalb den Sakramenten der Taufe und der sog. „letzten Ölung" eine zentrale Bedeutung zukam. In manchen Gegenden schuf die „Volksfrömmigkeit" gegenüber dieser „gnadenlosen Theologie" Entlastungen, beispielsweise durch den Brauch des sog. Kinderzeichens: Tote Kinder wurden in die Kirche gebracht und auf den Altar gelegt. Dann wurde gebetet in der Hoffnung, die Kinder würden noch ein winziges Lebenszeichen geben, auf das hin die Nottaufe gespendet und die Heilsunruhe der Eltern beruhigt werden konnte.

In dieser heilspessimistischen und sündenfixierten Seelsorgeperspektive wurde die Bindung an Gott vor allem über Angst- und Schuldgefühle erzeugt. Gott wurde zum Voyeur des Lebens, ein bilanzierender Buchhalter, bei dem das eigene Lebenskonto ständig überzogen war. Dementsprechend lauteten katechetischen Handlungsmaximen: „Denke oft: Gott sieht mich. Nur keine Sünde." und „Alles habe ich mir vorgenommen, in den Himmel muß ich kommen".

Wenn man diese Perspektiven bilanziert, dann sind folgende Ergebnisse festzuhalten:

- Der Verkündigung im Himmel-Hölle-Muster gelang es, komplexe Wirklichkeiten der Menschen plausibel zu reduzieren und volksdidaktisch vereinfacht zu vermitteln.
- Damit war eine sittliche und glaubensmäßige Ausrichtung verbunden. Die Lebensverantwortung der Menschen wird in einem großen Ausmaß von anderen, in diesem Fall vom Klerus, übernommen. Gehorsam war eine erwünschte Tugend und stabilisierte Machtansprüche und -verhältnisse.
- In einem solchen Konzept bleibt die Stellung der Amtsträger in der Kirche eindeutig. Ihre gesellschaftlich und kirchlich übergeordnete Position wird quasi göttlich legitimiert, ihre Autorität widerspruchslos akzeptiert. Da sie selbst ein „Opferleben" führen, wird ihr Leben in Fremd- und Selbsteinschätzung als qualitativ wertvoller eingestuft.
- Somit wird auch ein Verstehensmodell geliefert, das zur Nachfolge stimuliert: Verzicht und Aufopferung im irdischen Leben werden

im jenseitigen vergolten. Mit dieser Denkfigur läßt sich psychisches, soziales und ökonomisches Potential des Kirchenvolkes aktivieren.
- Ein solches Seelsorgemodell ist funktional zu einer Gesellschaftsstruktur zu sehen, in der ebenfalls hierarchische Wahrnehmungskategorien dominieren, bzw. zu solchen Gesellschaften, in denen Haltungen wie individualistische Lebensausrichtung („Rette Deine Seele!"), Gratifikations- und Leistungsstreben, Ordnungsdenken und Autoritätsfixierung, moralische Wende und sittliche Erneuerung propagiert werden.

Bei der Durchsicht der katechetischen und religionspädagogischen Literatur der Neuzeit kann z.B. an den Autoren Alban Stolz (1808-1883) und Joseph Deharbe (1800-1871), aber auch am katholischen Katechismus der Bistümer Deutschlands (KKBD, 1955), an den Autoren Alfred Barth (1957) und Joseph Goldbrunner (1956), Clemens Tillmann und Franz Xaver Schreibmayr (1962) gezeigt werden:[4]

---

[4] Hier seien nur zwei Textbeispiele angeführt, die den katechetischen Duktus verdeutlichen sollen.
So wird der Pastoraltheologe und Volksschriftsteller *Alban Stolz* nicht müde, auf die allgegenwärtige Bedrohung des Menschen durch die Hölle zu verweisen: ein tröstlicher Wahn, Gott könne doch nicht so viele Menschen verdammen... Auch dagegen muß schon in der Schule gewirkt werden, indem mit allem Nachdruck hingewiesen wird auf die Größe und Majestät Gottes, vor dem die ganze Welt nur wie ein Tropfen am Eimer ist..."
Die pädagogische Indienstnahme der Hölle geschieht bei Stolz vor allem im Kontext der jugendlichen Selbstbefriedigung: „Man kann dem jungen Sünder in aller Wahrheit zeigen, daß die Selbstbefriedigung ein langsamer, ruchloser Selbstmord sei, verübt durch eine große Menge wiederholter Todsünden..."
Für *Josef Deharbe*, der eine neuscholastische, autoritär-dogmatisch verschärfte Katechismusform entwarf, besteht die pädagogische Bedeutung der Hölle darin, daß diese „dem Himmel in die Hände arbeitet, indem sie den Menschen durch die Furcht zu ihm hintreibt": „‚War es recht', wird es ihnen (den Verdammten, Anm.) unablässig zurufen, ‚war es recht für so schmähliche Dinge die Schätze des Himmels aufzuopfern?... War es recht für eine augenblickliche Lust in dieses unauslöschliche Feuer sich zu stürzen? Du Thor!...'"
Diese und weitere Textbeispiele finden sich bei Michael Langer, „In Gesellschaft der Teufel". Zur Pädagogisierung der Hölle in der katechetischen Literatur der Neuzeit, in: Katechetische Blätter 111 (1986), 782-785.

Trotz unterschiedlicher Positionen wird die Leitidee „Furcht zum Guten hin“ durch das pädagogische Druckmittel Hölle verwendet, um bestimmte religiöse Forderungen durchzusetzen und vorhandene Autorität zu zementieren. Nach den Faktoren „Vergeltung“ und „Ausgleich“ bemißt sich die unterschiedliche Intensität der einzelnen Höllenqualen. Die induzierte Angst, „plötzlich mit einer Todsünde zu sterben“, resultiert aus einem magisch orientierten Verständnis des Bußsakramentes.

Eine positivere Sicht, welche die Hölle dem Heilswillen Gottes unterordnet, beginnt sich zögernd im Katholischen Katechismus der Bistümer Deutschlands (1955) durchzusetzen. Die beiden Autoren Clemens Tillmann und Franz Xaver Schreibmayr formulieren in ihrem Handbuch zum Katholischen Katechismus: „Hölle ist die ‚Ratifikation‘ einer radikalen Trennung vom Guten“. Da „das Dogma von der Hölle“ zuerst dem Erwachsenen gelte, könne die Rede von der Hölle ein positives Ziel nur dann erreichen, „wenn dem Kind vorher die Frohe Botschaft... überzeugend und tief nahe gekommen ist“. Nur bei Vorhandensein dieses Urvertrauens sei Höllenkatechese verantwortbar, sonst enstünden Erziehungsfehler, die „lebenslänglich verwunden“.

Hans-Werner Weber,[5] kommt für die neueren Religionsbücher der Sekundarstufe I zu ganz anderen Ergebnissen:

Er findet zwei unterschiedliche Zugangswege zu dieser Thematik:

a) einen induktiven, mehr den Erfahrungsbereich der Schüler weckenden Weg.
b) einen definitorischen, nicht so sehr den Erfahrungsbereich der Schüler ansprechenden Weg.

ad a) „Zielfelder RU 9 A“ als Beispiel: „Himmel und Hölle“ wird kein eigenes Kapitel gewidmet, sondern sie werden größeren Sinnabschnitten des Buches zugeordnet (Thematik Tod beim Abschied: „Unsere Zukunft“, Frage nach der Sünde und dem Bösen beim Thema „Freiheit“). „Himmel“ und „Hölle“ werden nicht zu definieren versucht, sondern Schülern soll geholfen werden, selbst einen Zugang zu diesen eschatalogischen Begriffen zu finden. Eine kritische Aufarbeitung eigener Vorstellungen seitens der Schüler, die nach

5 Hans-Werner Weber, Himmel ist für mich wie... „Himmel“ und „Hölle“ in Schulbüchern der Sekundarstufe I, in: Katechetische Blätter 111 (1986), 796-799.

Meinung Webers im Zielfelderbuch u.U. provoziert wird, begünstigt eine lebendige Auseinandersetzung mit den kirchlichen Lehraussagen wie sie z.B. im Katechismus „Grundriß des Glaubens“ angeboten werden.

ad b) „Religion in der Haupschule“, „Mitten unter Euch 9/10“ und der Katechismus „Botschaft des Glaubens“: Die genannten Bücher sind nach Weber von folgendem Grundtenor bestimmt: „Entscheide ich mich für Gott, erfahre ich ‚Himmel‘. Entscheide ich mich gegen Gott, erfahre ich ‚Hölle‘.“ Kommentar Webers dazu: „Es ist zu fragen, wie solche Ausführungen auf den Schüler wirken. Ich denke hierbei an 14- bis 17jährige Hauptschüler, die mit Zukunftsängsten, mit Sinn- und Geborgenheitsverlusten zu kämpfen haben. Kann der Schüler die Freiheit des Menschen nachvollziehen? Wie ist dem Schüler eine ‚Gemeinschaft‘ mit Engeln und erlösten Menschen zu verdeutlichen?

Welche Antworten angesichts der in ‚Mitten unter Euch‘ dargelegten Beschreibungen von ‚Himmel‘ und ‚Hölle‘ gibt der Schüler auf die hierzu angebotenen Arbeitsanweisungen: ‚Himmel ist für mich die...‘ und ‚Versucht Bildworte und Vergleiche zu finden, die ausdrücken, was Hölle...sein könnte‘? Wird hier nicht der Schüler in massiver Weise mit dogmatischen Aussagen konfrontiert, die über seinen Verstehenshorizont hinweggehen? Wird nicht beim Schüler überdies ein gegenseitiger ‚Aufwertungsmechanismus‘ begünstigt nach der Art ‚Wenn ich etwas Schlechtes gemacht habe, mache ich eben wieder etwas Gutes!‘?“

Im Bereich Eschatologie, vor allem bei den Topoi „Himmel-Hölle-Fegefeuer“, zeigt sich somit auf eklatante Weise, wie schwierig es ist, zentrale Aussagen des Glaubens in ihrem Verheißungscharakter zu erschließen, ohne die begriffs- und dogmengeschichtliche Tradition aufzugeben bzw. unreflektiert mitzunehmen.

Die eschatalogische Unterweisung kann wohl deshalb nur sehr behutsam in Zusammenhänge mit ethischer Erziehung, Gewissensbildung oder der Frage nach der Gerechtigkeit gebracht werden. Allzuleicht zementiert sich sonst im Bewußtsein der SchülerInnen ein inadäquates Ausgleichs- und Vergeltungsdenken.

Insgesamt muß jedenfalls vorbehaltlos Abschied genommen werden von jeglicher „Jenseitsphysik“. Pure Neugierde und Spekulationen über das, was „danach“ kommen könnte, sollten abgebaut bzw. unterlassen werden. Entscheidend geht es um einen anthropologisch-personalen Ansatz, indem mit der Menschenfreundlichkeit Gottes vertraut gemacht wird, zugleich aber auch die Ernsthaftigkeit der eigenen Lebensentscheidung deutlich wird, freilich ohne Skrupulosität und Gewissensangst pädagogisch zu induzieren. Es muß daher deutlich werden, daß „Himme-Hölle-Fegefeuer" Beziehungen und Beziehungsgeschehen zu und mit Gott meinen, die sich im Tod im wahrsten Sinne des Wortes „auszeitigen".

2. Der derzeitige empirische Befund zum Thema „Himmel-Hölle-Fegefeuer"[6]

Untersuchungen in den USA von 1947 bis 1975: Im angegebenen Zeitraum bleibt der Glaube an Gott weit verbreitet; dagegen wird der Glaube an ein Leben nach dem Tod von weniger Menschen geteilt, mit abnehmender Tendenz. So glauben z.B. die 21-31jährigen zwischen 1957 und 1968 mit abnehmender Tendenz an ein Leben nach dem Tod (75,4% - 70,7%) und an den Teufel (69,5% - 58,9%).

Untersuchungen bei französischen jungen Erwachsenen (18-30 Jahre) aus dem Jahr 1958, die durch Forschungen in Italien (1979) und Belgien (1969) bestätigt wurden: Glaube an Gott: 73%; Leben nach dem Tode: 55%; Einfluß dieses Lebens auf das kommende: 46%; Himmel, Hölle, Fegefeuer: 38%.

T. und G. Sartory haben 1967 eine nicht-repräsentative Untersuchung an 13-18jährigen SchülerInnen durchgeführt zur Frage „Glaubst du, daß es eine Hölle gibt?" Wichtig war den Autoren v.a. die Begründungen, die für oder gegen den Höllenglauben angeführt wurden.

*63% der Jugendlichen antworteten mit ‚Ja', 35% mit ‚Nein', wobei mehr Mädchen (64% gegenüber 58% der Jungen) mit ‚Ja' antworteten.

*Mit wachsendem Alter nimmt der Glaube an die Hölle ab: bei den Jungen antworteten 13-15jährige zu 68% mit ‚Ja', die 16-18jährigen zu 50%; bei den Mädchen gaben 71% der 13-15jährigen an, sie würden an die Hölle glauben, bei den 16-18jährigen waren es nur noch 59%.

---

6 Die folgenden Daten sind nicht unbedingt miteinander vergleichbar, da die Fragestellung, die Auswahl der Probanden und die Repräsentativität erheblich differieren. Sie können jedoch Tendenzen aufzeigen.

Als Begründung fanden die Autoren verschiedene Kategorien:

a) Gerechtigkeitsdenken: „Den Befragten ist eindeutig klar, daß die Guten in den Himmel, die Bösen in die Hölle kommen, wobei meist die ‚Guten' mit den Gläubigen, die ‚Bösen' mit den Ungläubigen gleichgesetzt werden. Die Hölle ist eine Vergeltungsstätte, in der das Unrecht gesühnt wird..." (S. 157)

b) Autoritätsglaube: Verzahnung von Höllenglauben und Kirchenglauben: „Wenn es keine Hölle gäbe, könnte ich nicht an die Kirche glauben, dann wären Beichte und die 10 Gebote ohne Sinn" (Jugendlicher bei der Befragung).

c) Einige Jugendliche gaben an, sie würden an die Hölle glauben, schränkten jedoch die traditionelle Lehre ein (Hölle als Symbol, als ‚Ferne von Gott', als Gegenstück zum Himmel).

d) Der Glaube an die Existenz der Hölle beruht bei den meisten der befragten Jugendlichen auf angelerntem Glaubensgut, das bereits im frühen Kindesalter ‚eingehämmert' wurde (Zitat einiger Schüler).

e) Der ‚Erziehungseffekt' der Höllendrohung wird von etlichen Jugendlichen ausdrücklich bestritten.

Shell-Studie 1985[7]
Nach Meinung der Meinungsforscher können die Ergebnisse[8] jedoch nicht ohne Einschränkung als Zeichen ‚orthodoxen Glaubens' gewertet werden; es wird jedoch eingeräumt, „daß es in erster Linie die christliche Überlieferung und die großen Kirchen sind, die in unserer Kultur den – häufig der Vorstellung nach diffusen – Glauben ans Weiterleben nach dem Tode stabilisieren."[9]

Ergebnisse:

- „Der Glaube an ein Weiterleben nach dem Tode ist weder sichtbar gebunden an einen traditionellen... Entwurf der bescheidenen und verantwortungsvollen Lebensführung, noch stellt er eine Barriere dar gegen die Zugehörigkeit zu bzw. die Sympathie für modern-

[7] Jugendliche und Erwachsene '85: Generationen im Vergleich, hg.v. Jugendwerk der Dt. Shell, Leverkusen 1985, Bd.1: Biografie, Orientierungsmuster, Perspektiven.

[8] Vgl. a.a.O., Tabelle 10 und Diagramm 11.

[9] Shell-Studie, Bd.1, 285.

großstädtische Lebenstilformen (wie Jogging, Aerobic, FKK, Computer). Ja, für die Jugendlichen (weniger für die Erwachsenen) muß eine erhebliche Unverbindlichkeit dieses Glaubens für die eigene Lebenspraxis angenommen werden."[10]

- „Der Glaube an ein Weiterleben nach dem Tod findet sich bei Jugendlichen und Erwachsenen... in durchaus ähnlichen Anteilen vertreten. Der Unterschied liegt im strukturellen Moment"[11]: Bei den Jugendlichen scheint dies ein Merkmal kraftloser, unverbindlicher, den kirchlich-institutionellen Glaubensinhalten entfernter Religiosität zu sein.
- „Der Glaube an ein Weiterleben nach dem Tod hat sich zu einem kulturellen Vorstellungsmuster verallgemeinert, deutlich von kirchlich-offiziellen Vorgaben gelöst; er ist zu einer eher persönlichen Erwartung geworden..."[12]

Untersuchung im Oktober 1985 vom Allensbacher Institut für Demoskopie zur Wertehaltung der Bevölkerung Europas (Ergebnisse):

- 77% der Katholiken in den romanischen Ländern (74% in den Ländern Nordosteuropas) glauben an Gott.
- 26% (bzw. 24%) glauben an die Existenz des Teufels.
- 45% (bzw. 43%) glauben an ein Weiterleben nach dem Tod.
- Ans Paradies glauben 38% (bzw. 44%), an die Hölle 26% (bzw. 21%).

3. Überwindung einer pathologisch fixierten Religionspädagogik von „Himmel – Hölle – Fegefeuer"

Über die positive Wirkung von „Himmelsvorstellungen" wird in der Literatur kaum berichtet; vielleicht vor allem wegen der Abstraktheit, mit der über den Himmel gesprochen wird, bzw. gesprochen werden muß. So schreibt eine 41jährige Akademikerin über ihre „Höllenerziehung": „Die Vorstellung von der Hölle – im Ganzen dürftig genug – erschien mir aber immer etwas konkreter als die vom Himmel.

---

10 Ebd., 290.
11 Ebd., 291.
12 Ebd.

Hier Feuersqualen, Gewissenswurm, Verzweiflung mit ihrem ewigen ‚hätte ich doch...' und ‚wenn doch...'! Dort ewige Seligkeit, ewige Anschauung und Verehrung Gottes..."[13]

Hermann Häring fragt ähnlich: „Wirkt aber ‚Himmel' überhaupt noch als Symbol der Hoffnung und der Auferstehung? Kommt er wirksam gegen diese Ängste an? Mit dieser Frage stoßen wir auf die entscheidende Schwierigkeit; denn die Virulenz der Höllenphantasien liegt in der Armut unserer Bilder vom Himmel."[14]

Dagegen zeigt das erschreckende Textbeispiel Tilmann Mosers „Gottesvergiftung",[15] aber auch andere ungezählte Fallbeispiele die verheerenden Folgen einer gerichts- und höllenfixierten Erziehung.

Daß ein fixiertes Bild vom Richtergott eine krankmachende Wirkung hat, bilanziert Frielingsdorf in seiner Untersuchung „Dämonische Gottesbilder" überzeugend.[16] Der Schweizer Psychoanalytiker Oskar Pfister schreibt in seiner Analyse „Das Christentum und die Angst" über den psychologischen Vorgang der Angsterzeugung im Zusammenhang mit Gerichtsvorstellungen: „Die in unzähligen Kirchen und Kapellen ausgestellten oft rohen, oft kunstvollen Bilder, die den Teufel, die bösen Geister, die Qualen der Hölle und des Fegefeuers höchst sadistisch ausmalen, müssen die Kleinen aufs äußerste beun-

---

13 Thomas und Gertrud Sartory, In der Hölle brennt kein Feuer, München 1968, 164.

14 H. Häring, „Regnet Gerechtigkeit, ihr Himmel". Fragen an die Lehre von den letzten Dingen, in: Katechetische Blätter 111 (1986), 746.

15 Als eindrucksvoller Beleg an dieser Stelle nur ein Ausschnitt: „Ich habe dich flehentlich gebeten, mich auf die Seite der ‚Schafe' zu nehmen, doch ich wußte, daß ich zu den ‚Böcken' gehörte. Es war mir als Kind so selbstverständlich, daß die Welt, die jetzige und die spätere, aus Geretteten und Verdammten bestand; das Fürchterliche war nur, daß ich, wie es auf manchen Bildern zu sehen ist, immer über dem Abgrund der Verdammnis hing und niemals wußte, wie lange der schmale Steg noch halten würde, der mich trug. Als im Religionsunterricht die Prädestinationslehre besprochen wurde, nach der es durch deinen unerforschlichen Ratschluß den Menschen von Anbeginn an bestimmt ist, ob sie zu den Geretteten oder den Verdammten gehören, überfiel mich eine entsetzliche Lähmung, weil alles ausweglos erschien." (Tilman Moser, Gottesvergiftung, Frankfurt/Main 1976, 19f).

16 K. Frielingsdorf, Dämonische Gottesbilder. Ihre Entstehung, Entlarvung und Überwindung, Mainz 1992.

ruhigen. In meinen Analysen begegnete ich sehr oft neurotisch veranlagten Kindern, auf die schon von... Bildern ein Schock ausgeübt wurde, der sich in der Folgezeit verhängnisvoll auswirkte. Die Angstdisposition braucht nicht einmal sehr stark sein, um bei der Einwirkung kraß gefärbter Teufels-, Gerichts- und Höllenvorstellungen eine sehr schwere Erschütterung, Furchtreaktionen und Furchtbereitschaft zu schaffen. Nach meinen an katholischen Kindern gemachten Beobachtungen können manche eifrige Erzieher vom Vorwurf beträchtlicher Schädigungen der Kinderseele durch religiöse Schreckvorstellungen nicht freigesprochen werden..."[17]

Ähnlich argumentiert Georg Baudler 15 Jahre später: „Der Umgang mit den biblischen Bildern von der Hölle beinhaltet pädagogisch und anthropologisch ein großes Problem. Wie immer man nämlich diese Überlieferungselemente dreht und wendet, man kann doch dabei nicht vermeiden, daß sie, wo sie doch ernstgenommen werden, den Menschen Angst, oft eine abgrundtiefe Angst bereiten. Angst aber, sofern sie nicht der Vermeidung einer konkreten, momentan gegebenen Gefahr dient, sondern sich ins Metaphysische ausweitet und in die Lebensgrundstimmung eines Menschen eingeht, bewirkt Lähmung oder Agressivität und Gewalttätigkeit."[18]

4. Wie soll eine religionspädagogisch und psychologisch sinnvolle Vermittlung von Himmel, Hölle, Fegefeuer aussehen?

Religionspädagogisch kann mit G.Baudler unterschieden werden zwischen einerseits den Bildern von der „Gehenna", z.B. in der Weltgerichtsszene Mt 13,36-43 („ Die Übeltäter werden in den Feuerofen geworfen, Heulen und Zähneknirschen wird dort sein. Die Gerechten leuchten wie die Sonne im Reiche ihres Vaters".) und andererseits den theologischen Deutungen, nach denen die Hölle ein

---

[17] Oskar Pfister, Das Christentum und die Angst, Olten ^{2}1975, 245.

[18] Georg Baudler, Jesus und die Hölle. Zum religionspädagogischen und pastoralen Umgang mit den Bildern der Gehenna, in: Theologie der Gegenwart 34 (1991), 163-174.

Bild für die Möglichkeit des Menschen ist, sich endgültig in einem Freiheitsakt gegenüber Gott zu verschließen.

Hinter ersterem steckt die aktive, gewalthafte Verstoßung des Menschen durch Gott, eine Angstvorstellung, die sehr tiefgreifend ist, letztere meint dagegen den Vollzug menschlicher Freiheit bis ins Äußerste menschlichen Lebens. Aber auch eine theologisch sinnvolle, weil die Freiheit des Menschen achtende Interpretation des Höllentopos sollte nach G.Baudler nicht zu früh beginnen: „Diese Botschaft hat freilich ihren Ort noch nicht im Kindesalter, sondern erst im Alter des jungen Erwachsenen, der sich von seinen Eltern abgelöst hat und daran geht, sein Leben in Mündigkeit und Freiheit selbst zu gestalten und zu verantworten. In einem früheren Lebensalter würde diese Freiheitsbotschaft des Evangeliums eine Überforderung des Kindes und Jugendlichen bedeuten und könnte von ihm nicht als aufbauend und befreiend, sondern nur als Angst erregend in das Fühlen und Denken aufgenommen werden. Das bedeutet, daß im gesamten Religionsunterricht der Grundschulen und der Sekundarstufe I dieses Überlieferungselement nichts zu suchen hat; erst in der Sekundarstufe II ist die geistige und psychische Entwicklung des Menschen soweit vorangeschritten, daß die Erkenntnis seiner Freiheit ihn nicht mehr ausschließlich belastet, sondern als ein in Verantwortung zu übernehmendes Geschenk seiner menschlichen Existenz verstanden werden kann."[19]

Für eine relativ späte Erschließung eschatologischer Vorstellungen im Sinne von Himmel, Hölle und Fegefeuer plädiert auch Otto Betz, der einen „Ansatz für die eschatologische Botschaft in den einzelnen Alterphasen" entwirft. In den ersten Jahren gehe es vor allem um eine vertrauensvolle Geborgenheit vermittelnde Atmosphäre, in der dem Kind „einsichtig gemacht (wird), daß über allem ein gütiger und starker Vater steht, zu dem wir ein unendliches Vertrauen haben dürfen, weil er uns liebt und jeden von uns kennt. Er will die Welt noch viel schöner machen und will, daß wir einmal immer bei ihm sind."[20]

---

[19] G. Baudler, Jesus und die Hölle. Zum religionspädagogischen und pastoralen Umgang mit den Bildern der Gehenna, in: Theologie der Gegenwart 34 (1991), 172.

[20] O. Betz, Die Eschatologie in der christlichen Glaubensunterweisung, Würzburg 1965, 134. Betz betont in diesem Zusammenhang gerade die Bedeutung von *Märchen*: hinter ihnen stehe eine letztlich heile Welt, in der

Ohne die emotionale Erschließung von Urvertrauen werden Vorstellungen von Himmel, Hölle und Fegefeuer zu einem Bumerang, der zur Distanzierung von Gott führen kann. Verkündigerinnnen und Verkündiger, Religionslehrerinnen und -lehrer sind herausgefordert, ihre eigenen Gottesbilder, die in diesen Vorstellungen von Himmel, Hölle und Fegefeuer präsent sind und die auch nach intellektueller Reflexion im Unterbewußten lebenslang weiter agieren können, durch emotionale Gegenerfahrung zu heilen. Etwa mit der sehr aufbauenden Grundidee von Andreas Heller: „Entgegen einem Gott, unter dessen Augen man sich verstecken muß, wird Gott als eine personale Wirklichkeit katechetisch, d.h. zwischenmenschlich und sozial, erschlossen werden, bei der man sich sehen lassen kann. Eine Ahnung aufkommen zu lassen, was es heißt, unter den Augen Gottes Ansehen gefunden zu haben, begnadet und bejaht zu sein, gehört zu den fundamentalen existentiellen Erfahrungen, durch die die Christ(inn)en zur seelsorgerlichen Arbeit qualifiziert werden."[21]

Ordnung herrscht und eine geheimnisvolle Gerechtigkeit: der gute Mensch werde belohnt, der böse bestraft. „In ihnen wird gleichsam ein eschatologisches Vokabular zubereitet, das die Kinder aufnehmen und das bestimmte Seelenkräfte in ihnen weckt, das auch den Boden für eine größere Botschaft bereitet... Das Märchen sagt, daß der Mensch einen Weg gehen muß, daß er angefochten wird, daß er sein Ziel verfehlen kann, daß er aber der Hilfe guter Mächte teilhaftig werden kann." (S. 136).
Die Bedeutung von Märchen hebt auch Anton Bucher hervor, der für den Schutz der „Ersten Naivität" bei Kindern im Elementar- und Grundschulbereich plädiert, die also ihre sehr anschaulichen, räumlichen Vorstellungen über Himmel und Hölle beibehalten sollen: „Kinder,... die nicht mit Märchen, sondern realistischen Geschichten aufgezogen wurden, glauben, wenn sie das College besuchen, häufig an Astrologie und vertrauen darauf, daß das I-Ging Antworten für Lebensprobleme bereithält oder daß Tarotkarten die Zukunft voraussagen... Eine durch frühzeitige Entmythologisierung geprägte Religionsdidaktik, die zu stark am theologischen Denkniveau der Erwachsenen orientiert ist, muß sich also selbstkritisch fragen, ob nicht auch sie zu Phänomenen wie Okkultismus und Magie beigetragen hat...". Vgl. Anton Bucher, „Wenn wir immer tiefer graben... kommt vielleicht die Hölle". Plädoyer für die Erste Naivität, in: Katechetische Blätter 114 (1989), 654-662.

21 Andreas Heller, Gnadenlose Seelsorge oder Seelsorge der unbedingten Begnadung. Pastoral im Kontext von Gericht- Himmel- Hölle, in: Katechetische Blätter 111 (1986), 766.

Religionspädagogisch kann man nun die generelle Frage stellen: Müssen die Höllen- und Himmelsbilder bleiben?

Ich versuche im Folgenden einen existentiellen Zugang zu Himmel und Hölle.

Für heutige Jugendliche gibt es keine selbstverständlich tradierten Bilder mehr, wie dies z.B. noch vor 20-25 Jahren der Fall war. Dies bestätigt auch H.-G. Ruhe in seiner Befragung Jugendlicher und junger Erwachsener: „Es gibt keine Bilder mehr. Die alten Bilder greifen nicht. Das Bild eines Gottes, der auf einer Wolke thront und Gericht hält, ist lächerlich geworden ... Es gibt nur eine Sprödigkeit der Beschreibungen und dahinter die Vermutung, daß viele Ideen, die über die Zeit nach dem Tod geäußert wurden, von den Vorstellungen des Christentums nicht entfernt sind. Nur die Bilder, die das Christentum überliefert hat für die Zeit danach, sind nicht mehr stimmig.“[22]

Es müssen neue, an die Verantwortlichkeit und Kompetenz der Menschen appellierende Zugänge zu den Eschata gefunden werden, die den Ernst und die Tragweite unserer Lebensentscheidungen deutlich machen ohne eine neurotisierende, hemmende (und damit letztlich ethisch kontraproduktive) Angst zu vermitteln.

Es geht nicht um Angst vor Gott, es geht um *Ehrfurcht vor Gott!*

Theologisch heißt dies jedoch nicht, daß die Hölle quasi *nur* ein Bild für die Erfahrungen tiefster Unmenschlichkeit ist, sondern diese Erfahrungen weisen auf das voraus, was theologisch letztlich mit Hölle gemeint ist: „Hölle ist theologisch die endgültige Verlorenheit des Menschen in einer letzten Trennung von Gott ... Wenn diese personale freie, letzte Entscheidung gegen Gott fällt und endgültig ist, dann ist das gegeben, was wir die Hölle nennen ... Das Wesen der Hölle ist das Nein zu Gott als die letzte und totale Entscheidung des Menschen gegen Gott, die letzte, vom Wesen der Freiheit selbst her nicht mehr revidierbare Entscheidung. Man muß sich also gar nicht einen zürnenden, hassenden Gott vorstellen, der in einer vielleicht sogar überzogenen Weise auf das Nein des Menschen reagieren würde. Dennoch ist – wenn man so will – Hölle etwas, was Gott selber will, weil er den Menschen als freies Subjekt auf Endgültigkeit hin gewollt hat und

[22] H.-G. Ruhe, „Das soll nun alles gewesen sein...“. Aussagen und Assoziationen Jugendlicher zu der Frage, was denn nach dem Tode komme, in: Katechetische Blätter 111 (1986), 753.

deswegen dieses freie Subjekt seiner eigenen freien Entscheidung überläßt. Alle weiteren Ausmalungen dieses höllischen Zustandes als Endgültigkeit des Menschen sind Bilder, Vorstellungen, die uns die absolute Schrecklichkeit dieses Verlorenhabens Gottes nahe bringen wollen."[23]

Eine ähnliche Argumentation zu Himmel, Hölle und Fegefeuer, die den antizipatorischen Charakter der Eschata betont, findet sich darüber hinaus bei G. Greshake:

Himmel: „...Wenn also jetzt schon menschliches Leben sich nur dann erfüllt erfährt, wenn es sich in der Liebe weggibt, dann folgt daraus, daß der Himmel als die vollendete Erfüllung des menschlichen Lebens nichts anderes ist als vollendete Liebe und Gemeinschaft mit den anderen. Der Himmel ist vollendete Liebe und Kommunikation."[24]

Hölle: „...Hölle ist nicht eine Strafe, die Gott von außen her über den Menschen verhängt, sondern eine innere fürchterliche Möglichkeit menschlicher Freiheit selbst. Diese Möglichkeit können wir im Ansatz auch jetzt bereits erfahren: Jetzt schon ist erkennbar, daß wir uns selbst zerstören, wenn wir uns egoistisch so auf uns selbst beziehen, daß unser Leben leer wird, alle Menschlichkeit verliert und sich festfährt."[25]

Fegefeuer: „...Was jetzt schon in Gotteserfahrung, im Dunkel des Glaubens gegeben ist, wird erst recht für die Vollendung gelten: Wenn wir nach unserem Tod vor Gott gestellt sind, vor die Heiligkeit Gottes, vor die Erfahrung seiner Liebe, werden wir unserer Unheiligkeit, unserer Hinfälligkeit und unserer Lieblosigkeit bis in die letzten Tiefen unseres Inneren bewußt werden ... Das Fegefeuer ist keine halbe Hölle, sondern ein Moment der Gottesbegegnung, nämlich der Begegnung des unfertigen und in der Liebe unreifen Menschen mit dem heiligen, unendlichen, liebenden Gott, eine Begegnung, die zutiefst beschämend, schmerzhaft und deswegen läuternd ist."[26]

---

23 K. Rahner, Hinüberwandern zur Hoffnung. Grundsätzliches über die Hölle, in: Entschluß 39 (1984), 7.

24 Gisbert Greshake, Stärker als der Tod. Zukunft, Tod, Auferstehung, Himmel, Hölle, Fegefeuer. Mainz 1976, 77.

25 Ebd., 84.

26 Ebd., 91ff.

5. Knappe methodisch-praktische Überlegungen und Ideen zur Umsetzung

Bernward Hoffmann schlägt einen Zugang zu Himmel und Hölle über Musik vor, indem Lieder zum Thema Tod-Himmel-Hölle auf ihren Aussagegehalt hin untersucht werden und möglicherweise sogar selbst Musik mit „himmlischen" und „höllischen" Tönen gemacht wird. Er begründet dies wie folgt:

„Jenseitsvorstellungen ... sind stark am Diesseits orientiert ... Die tieferen Dimensionen dieser Frage (die Frage nach dem Danach; Anm. A. B.) sind nicht leicht zu versprachlichen; Musik ist hier ein wichtiges Hilfsmittel."[27]

Für den alltäglichen Umgang scheint es generell wichtig zu sein, Kinder/Schüler für die „alltägliche Hölle" und den „Himmel auf Erden" zu sensibilisieren und die Beiträge, die jeder Mensch dazu leistet, aufzuklären. Erfahrungen in der eigenen Alltagsrealität sind mit diesen Vorstellungen in Verbindung zu bringen. Wir haben mehr Kinder und Jugendliche in unserem Umfeld als wir denken, deren Leben zuhause oder auch in der Schule eine „alltägliche Hölle" ist, und wir haben es auch mit Jugendlichen zu tun, die Spuren des Himmels in ihrer Verliebtheit oder in ihrer gelingenden Kommunikation erahnen.[28]

6. Einige Überlegungen zu Satanismus/Okkultismus

Vorbemerkung: Theologisch muß zwischen den Eschata im traditionellen Sinn und Okkultismus/Satanismus strengstens unterschieden werden. Während erstere nach dem bisher Gesagten die Radikalisierung menschlicher Freiheit angesichts des Todes bedeuten, in der wir Gott und uns selbst gegenüber Rechenschaft über unser Leben ablegen, sind Satanismus bzw. (weitaus wichtiger, weil viel verbreiteter) Okkultismus diesseitige „Lebensbewältigungspraktiken", die zwar formal-sprachliche Anklänge an die christliche Eschatologie beinhal-

[27] Bernward Hoffmann, Der Himmel hängt voller Geigen, in: Katechetische Blätter 111 (1986), 808.

[28] Als Beispiel für einen kindgerechten und existentiellen Zugang vgl. A. Biesinger, „Das war ja die Hölle...". Gespräche mit Manuel (10), Benjamin (8) beim Gute-Nacht-Sagen, in: Katechetische Blätter 111 (1986), 743.

ten, dies jedoch unter vollständiger Entleerung ihres Inhalts und ihrer eigentlichen Intention.

Über die sehr interessanten geschichtlichen Zusammenhänge zwischen Satanismus und Christentum gibt Carmen Krieg einen Überblick.[29] Daß dieses Thema an dieser Stelle dennoch angesprochen werden soll, hat zweierlei Gründe: Einerseits, weil wir in unseren Schulen zunehmend mit Okkultismus konfrontiert werden und deshalb kompetent Auskunft geben sollten; andererseits aber auch, weil durch die gesellschaftliche Erosion traditioneller christlicher Wertvorstellungen und religiöser Erziehung mit „Himmel-Hölle-Fegefeuer" immer öfter Satanismus/Okkultismus assoziiert wird. Hier gilt es, Aufklärung über die wesentliche Verschiedenheit zu betreiben.

6.1. Ursachenanalyse: Welche gesellschaftlichen und psychologischen Voraussetzungen hat die Beschäftigung mit Okkultismus und Satanismus?[30]

a) Die tiefe Wissenschafts- und Technikgläubigkeit

Bei Jugendlichen zeigt sich durchgängig ein neugieriger Erfahrungshunger verbunden mit einem tiefen Hin- und Hergerissensein zwischen Unglauben und Glauben-Wollen, zwischen Faszination und Skepsis. Jugendliche sind von Kindesbeinen an gewöhnt, das Unvorstellbare als Tatsache akzeptieren zu müssen, das Geheimnisvolle als Erklärung gelten zu lassen. Somit ist es kein Wunder, daß diese Kinder des Wissenschaftsglaubens energisch ihren Glauben verteidigen, daß die Wissenschaft irgendwann schon auch diese Geister und Dämonen meßbar machen wird.

b) Machtphantasien

Was durch das esoterisch-magische Know-how erreichbar scheint, ist einfach das ersehnte Gegenstück zur jugendlichen Alltagserfahrung

---

29 Carmen Krieg, Die Wiederkehr des Teufels? Satanismus heute, in: Evangelische Theologie 52 (1992), 75-85.

30 Vgl. hierzu Hans Barz, Menschen und Mächte oder: Die gebrochene Wahrheit des (jugendlichen) Okkultismus, in: ders. (Hg.), Dämonen im Klassenzimmer. Wenn Pädagogen das neue Zeitalter und Schüler den Teufel beschwören, Weinheim 1990, 113-158.

von Ohnmacht gegenüber Elternhaus, Schule und in zunehmendem Maß gegenüber dem Arbeitsmarkt. Ziel ist die Erlangung von Macht über Dinge und Menschen – wer Dämonen beeinflussen kann, dem sollte auch die Beeinflussung von Lehrern und Chefs, sowie der Zugang zu den Reichtümern und Statussymbolen unserer Gesellschaft keine allzu großen Schwierigkeiten bereiten.

c) Erlebnissehnsüchte

Die diversen okkulten Betätigungen bieten jede Menge sinnlich erlebbarer, unmittelbarer, sensationeller Erlebnisse. Somit reagiert der Einbruch des Irrationalen in unsere moderne Welt nur auf ein bedrohliches Defizit: nämlich auf die ersatzlose Streichung von Sinn und Sinnlichkeit. Barz hierzu: „Gelegenheiten für unmittelbares eigenes Erleben, für die Entwicklung innerer Erlebensfähigkeit, für Staunen, Ehrfurcht, Kontemplation, Gelegenheiten für das Ergriffenwerden durch die phänomenale Wirklichkeit vor ihrer Zurichtung durch den Begriff, durch die Mathematik und durch die Funktion, Gelegenheiten also, in denen der Mensch sich als Individuum, als Besonderheit innerhalb einer sinnvollen Ganzheit erleben kann, diese Gelegenheiten sind selten geworden... Überall offenbart die dem ubiquitären Funktionalismus zum Opfer gefallene Individualität ihren wie immer entstellten und domestizierten ‚Willen zum Leben.'" (S.143)

d) Selbsterhöhung durch den Besitz eines Geheimnisses

Geheimhaltung hat ebenso wie der „demonstrative Erfahrungskonsum" die Funktion einer sozialen Aufwertung der eigenen Person. Fasziniert und angezogen von den geheimen Mächten, an die heranzukommen so schwer ist, erlangen die Jugendlichen selbst Anteil an Glanz und Respekt, mit dem das Geheimwissen umgeben ist, sobald sie selbst erste Kenntnisse erworben haben.

6.2. Wie ist dem Phänomen des Okkultismus/Satanismus adäquat zu begegnen? Allgemeine Anweisungen und spezielle Perspektiven für den Schulalltag[31]

a) Das Thema „tiefer hängen" anstatt Öl ins Feuer zu gießen!

„Tiefer hängen", d.h. dem Thema weniger Bedeutung zumessen sowohl hinsichtlich der überzeichneten Verbreitung ernsthafter okkulter Praktiken wie auch im Hinblick auf deren Gefährdungspotential. Nach Barz ist die Zahl der Fälle, in denen der Zusammenhang zwischen Satansglaube und schwerwiegenden Schädigungen behauptet wurde, gering: sechs Todesfälle in zwei Jahren, wobei bei genauerer Analyse deutlich wird, daß es ganz „weltliche" Probleme waren, die dem Entschluß zum (Selbst-)Mord zugrundelagen, so z.B. Liebeskummer, familiäre Schwierigkeiten... Der Satanismus ist eher Folge als Ursache seelischer Probleme.

Dies kann auch aus theologischer Perspektive erhellt werden: Aus biblisch-theologischer Sicht ist daran festzuhalten, daß es der Okkultismus mit einer „erweiterten Natur" zu tun hat, wobei diese im christlichen Horizont als „Schöpfung Gottes" zu verstehen ist. Übersinnliche Phänomene und okkulte Praktiken reichen niemals in die Transzendenz Gottes hinein, sondern gehören zur geschaffenen Welt. Gott ist somit nicht nur Schöpfer des Sichtbaren, sondern auch des Unsichtbaren (Vgl. Kol 1,16; Nicaenum). Es ist davor zu warnen, im Unterricht die christliche Auseinandersetzung mit Okkultismus selbst auf „okkulte" Weise zu führen; vielmehr geht es darum, weder übersinnliche Phänomene ganz zu eliminieren als Ausdruck eines überholten Weltbildes, noch das Okkulte pauschal zu dämonisieren, sondern der okkulten die christliche Hoffnung entgegenzusetzen, vor allem die Osterbotschaft: Wichtiger, als den Okkultismus zum Gegenstand minutiöser Beschreibungen zu machen, ist es, im Gespräch mit den jungen Menschen den christlichen Glauben als die bessere Alternative gegenüber okkulten, magischen oder abergläubischen ‚Selbsthilfeversuchen' zu vertreten.

---

31 Vgl. hierzu den o.g. Artikel von Barz und Barz/Erhardt, New Age und Okkultismus als Herausforderung an die Pädagogik, in: ders. (Hrsg.), Dämonen im Klassenzimmer, 201-206.

b) Als Erwachsene, Eltern, Pädagogen... selbst einen Zugang zum eigenen Innenleben suchen: Rekultivierung der verdrängten Innenwelt im Zeitalter der Machbarkeit und Beherrschbarkeit

Jugendliche werden immer Welten kreieren, in denen sie sich vorübergehend demonstrativ von der dominanten Erwachsenenkultur absetzen. Dies sollte den Blick dafür eröffnen, daß auch Erwachsene sich der von der Jugend vorexerzierten Neugier und Sehnsucht nach brachliegenden Bereichen der Wirklichkeit öffnen. Vgl. ein Zitat von Alphons von Dijk: „Unbedarftheit und fehlende Bildung im Hinblick auf den Umgang mit dem kollektiven und individuellen Innenleben erfordert eine Schulung bei allen, die in Erziehung und Beratung tätig sind, sowie Aufnahme von Grundformen von Körpererfahrung und Meditation in der Ausbildung zwecks Erkennung der Phänomene und Anleitung zur sinnvolleren und umfassenden Lebensgestaltung."[32]

c) Offenheit und persönliche Stellungnahme statt wissenschaftlichem Neutralismus

Gerade beim Thema „Okkultismus" ist der Lehrer als Mensch und nicht als Informationsübermittler gefordert. Entscheidend ist eine sinngebende, fruchtbare Auseinandersetzung über persönliche Erfahrungen, die das persönliche Zeugnis und Bekenntnis des Lehrers fordern, aber nicht im Sinne eines Gegenzaubers.

Dafür ist es nötig, daß die Lehrerpersönlichkeit keine didaktisch-methodisch ausgerüstete Input-Maschine ist, sondern Beziehungspartner und Vorbild! Denn gerade das Exerzieren okkulter Praktiken ist für viele Schüler verbunden mit intensiven Gruppenbindungen, Bindungen, mit denen sie eine tagtäglich erlebte kommunikative und soziale Unterernährung innerhalb der Schule und einen wachsenden Bindungsverlust außerhalb der Schule (Familie, Nachbarschaft, Kirchengemeinde) zu kompensieren suchen. „Das wichtigste Curriculum eines Lehrers ist seine Person."[33]

Dabei ist die Vorbildfunktion des Lehrers „nicht als solche gefragt, sondern in Beziehung zu den Themen: was der Lehrer von den The-

---

[32] Vgl. Barz, a.a.O. 152.
[33] Vgl. Barz, a.a.O. 204.

men hält, wie er dazu gekommen ist, welche Position er vertritt – das interessiert die Schüler."[34]

d) Lebensnähe und Primärerfahrung statt fragmentierter Welt

Die zunehmende Verbreitung und Dominanz medialer Kommunikationssysteme hat in den letzten Jahren den erzieherischen Einfluß von Eltern und Lehrer stark zurückgedrängt. Die vielbeklagte „Sinnkrise" heutiger SchülerInnen läßt sich nämlich auch als Folge des mediatisierten Alltags verstehen, der gekennzeichnet ist durch den „stetigen Rückgang der Eigentätigkeit und die Zunahme der Wirklichkeit aus zweiter Hand: Die Sinnkrise ist aus dieser Sicht eine Folge des Auseinanderfallens von Erfahrungshorziont und Informationshorizont. Während in früheren Generationen noch ein Großteil der Lebenswelt erfahrungsgesättigt war ... stellen wir heute eine zunehmende Abhängigkeit von der vorfabrizierten und zerstückelten Welt der Informationskultur fest."[35]

Gegenüber diesem allmählichen Verschwinden von primärer Erfahrung und der fortschreitenden Vermittlung und Mediatisierung des Lebens muß Schule soviel Unmittelbarkeit wieder herstellen wie möglich, muß Gegengewichte schaffen und ein sinnerschließendes, eigentätiges Lernen ermöglichen.

---

[34] Vgl. Barz, a.a.O. 206.
[35] Vgl. Barz, a.a.O. 207.

Karl-Josef Kuschel

Die Erfahrung des Höllischen und Teuflischen in der Literatur des 20. Jahrhunderts

Wenn mit genügend Abstand einmal eine Kulturgeschichte Deutschlands der 70er und 80er Jahre geschrieben wird, wird sie um die Deutung eines rätselhaften Phänomens nicht herumkommen: Da ist eine ökonomisch erfolgreiche, hochindustrialisierte, hochtechnisierte Gesellschaft, die auf den Grad ihrer Bildung, Aufgeklärtheit und Rationalität stolz ist. Aber in ihrem Kulturleben – blickt man auf den Massenmarkt von Filmen, Videos und Trivialliteratur – gibt sich die gleiche Gesellschaft ungehemmt und exzessiv wie keine Epoche mit dieser Massenwirkung zuvor dem Irrationalen, dem Dämonischen, Okkulten, ja Teuflischen hin. Was muß das für eine gespaltene Kultur sein: Auf ihrer hellen Seite dominieren kulturelle und wissenschaftliche Spitzenleistungen, Versicherungen gegen Lebensrisiken, Bedürfnisse nach Information und Aufklärung, das Pathos also des alles Besprechens, alles Erhellens und alles Absicherns. Aber zugleich gibt es offensichtlich eine dunkle Seite des kollektiven Bewußtseins: Da wimmelt es in der Subkultur der Trivialmythen – als Unterhaltungsware verkauft – von Vampiren, Monstern, Wehrwölfen und Zombies; da serviert man sich im heimischen Ambiente nach Feierabend Grusel- und Horrorfilme; da kann man offenbar nicht genug bekommen von den Blumen des Bösen, Satanischen und Antichristlichen.

Eine schizophrene Kultur – gerade auch im Umgang mit der Religion. Auf der Tagseite herrscht bis in die Kreise von Kirche und Theologie hinein ein Bemühen um Aufklärung durch Religion, Entmythologisierung, Abschied vom Teufel, und demoskopische Umfragen lassen erkennen, daß die kirchliche Höllen- und Teufelsvorstellung auf Reste von Hinterwäldlertum geschrumpft zu sein scheint. Zugleich aber scheint es eine Nachtseite zu geben, die kommerziell immer noch erfolgreich ausbeutbar ist:

- Filme zum *Satanskult* wie „The Brotherhood of Satan“ (1971), „Race with the Devil“ (1974) oder „Look what happened to Rosemary's baby“ (1976);
- Filme über *Phänomene der Besessenheit* wie die beiden „Exorcist“ - Streifen von 1973 und 1976;
- Filme zu *Verkleidungen des Antichrist* wie die drei „Omen“ - Produktionen von 1975, 1977 und 1980;
- Filme zum Thema *Grusel und Horror* wie die Poltergeist-Produktionen 1982 bis 1986 oder die drei Amityville-Streifen von 1978 bis 1983.[1]

Es ist dieselbe Zivilisation, die sich wundert, daß trotz aller Zivilisierung es offensichtlich nicht gelang, das Böse zu domestizieren, das sich in exzessiven Gewaltausbrüchen tagtäglich neu manifestiert. Von Oklahoma über Grosny bis hin zu Sarajevo, von Ruanda bis Tokio: überall in diesen Zivilisationen ist ein seit Jahrzehnten nicht mehr für möglich gehaltenes Ausleben von Gewalt zu beobachten, das zum Selbstzweck geworden zu sein scheint. Zivilisationskritische Zeitgenossen vermuten denn auch: „Wir müssen mit der Wiederkehr des Bösen, mit der Entsublimierung des in der Zivilisation gebundenen Gewaltpotentials rechnen, und dies um so mehr, weil die imaginäre Welt der Medien uns bereits alltäglich in ein Universum vollkommener Enthemmung versetzt“.[2] Ein rätselhaftes Phänomen somit, ob seiner Widersprüchlichkeit schwer zu deuten: Hier der Rückgang von Kirchlichkeit und institutionalisierter Religion, dort die Hochstilisierung von Teufels- und Satans-Produktionen – im kulturellen Sektor – als Kultobjekte eines thrillergierigen Publikums.

Das waren noch Zeiten, als man – wie weiland Dr. Faust in Goethes Drama – mit dem Teufel noch „einen Pakt“ schließen konnte, an den der Teufel als Vertragspartner zu binden war; noch Zeiten, als selbst die „Hölle“ noch ihre „Gesetze“ hatte. Mit den Teufeln von heute ist ein Pakt nicht mehr zu schließen; die Hölle ist auf Gesetzmäßigkeiten

---

[1] Vgl. dazu: Faust und Satan – multimedial, in: Zeitschrift für Literaturwissenschaft und Linguistik 17 (1987), 66 (Themenheft).

[2] R. Safranski, Destruktion und Lust. Über die Wiederkehr des Bösen, in: H. Schwilk – U. Schacht (Hrsg.), Die selbstbewußte Nation. „Anschwellender Bocksgesang“ und weitere Beiträge zu einer deutschen Debatte, Berlin 1994, 241.

nicht mehr zu bringen: Sie ist das schlechthin Gesetzlose, Zerstörerische und Vernichtende, das in die bürgerliche Alltagswelt mit rücksichtsloserer Macht einzudringen weiß. Vorläufiger Höhepunkt auf dem Filmsektor ist der 1995 in unsere Kinos gekommene Film von Oliver Stone „Natural born killers", der das ohnehin schon hohe Maß an Gewalt noch durch einen 52fachen Mörder steigert, dessen obsessive Vernichtungspraktiken in perfekte Bildersprache übersetzt werden. Ist das das Signum unserer Kultur? Gott ist tot, aber Satan lebt? Der Teufel – in den Kirchen entmythologisiert, in den Trivialmythen remythologisiert? Und ist die Literatur hier nicht eher das falsche Medium? Hat die Literatur hier überhaupt etwas zu sagen?

Zuzugeben ist: Die Expansion des Horrors und des Satanischen im Medium Film hat neben der allgemeinen Enttabuisierung in der Gesellschaft *auch* mit der Perfektionierung seiner Illusionsmechanik zu tun. Durch immer komplexere Kameraführungen, Schnitttechniken, Trickaufnahmen und vor allem mit der Möglichkeit computergesteuerter Bildproduktionen hat der Film ein nahezu perfektes Maß an realistischem Illusionismus erzeugen können. Das kommt gerade der Darstellung des Irrationalen und Unheimlichen noch mehr zugute als zu Fritz Murnaus „Nosferatu" - Zeiten. Denn der Film kann ja den Einbruch dieser „Hinterwelt" auf eine völlig realistische Weise visualisieren. Er kann in den Gehirnen von uns Betrachtern auf raffinierte Weise Effekte erzeugen, die uns die Wirklichkeit des Unwirklichen wirklich erscheinen lassen. Anders gesagt: Für den Film ist aufgrund technischer Mittel die Möglichkeit gegeben, eine bisher verschlossene Welt so zu zeigen, als würde sie existieren: die Welt des Okkultischen, Schauerlichen und Satanischen. Der Film ist hier das komplexere Kunstwerk als der Roman oder das Bild. Denn der Film kann alle Sinnendimensionen zugleich ansprechen: den Intellekt, die Phantasie, das Auge, das Ohr. Literatur und Bildende Kunst haben diese Möglichkeit nicht. Sie sind ärmer in der Darstellung von Realität.

Diese Armut aber ist zugleich ihre Stärke. Denn gerade die ernsthafte Literatur leistet auf diese Weise schon als Medium Widerstand gegen eine sensationsgierige Fantastik und eine raffinierte Ausbeutung des Illusionistischen. Dieser Widerstand des Mediums Literatur kommt ihrer Aufklärungskapazität zugute. Und der Aufklärungseffekt des Literaturgeschichtlers gegenüber den jetzigen Filmproduktionen besteht in der nüchternen Feststellung: Alles, was auf Massenbasis heute kommerziell-visuell ausgebeutet wird, ist in der Literatur vorausgenommen worden. Die Hölle mag zwar ihre Gesetze verloren haben, ihre Ästhetik ist in diesen Produktionen gleichgeblieben. Die Ästhetik der Hölle ist vorgestanzt, d.h. immer wieder gestaltet und ausgebeutet worden. Dabei ist seit Goethes Mephistopheles-Drama, E.T.A. Hoffmanns Roman „Die Elexiere des Teufels“ (1815/16) und Edgar Allan Poes Schauer- und Kriminalgeschichten die Literatur nie an der Visualisierung einer kirchlichen Jenseits-Hölle interessiert. Der große Italiener Dante war hier der erste und letzte Dichter, der dies konnte und durfte. Was die Literatur seit dem 19. Jahrhundert beschreibt, ist der Einbruch der Hölle ins Diesseits, ist die Existenz des Teufels in immer neuen Verkleidungen auf Erden, ist die Spiegelung des Satanischen in immer neuen Facetten des Schreckens hier und heute. Literatur ist auf diese Weise in Äquidistanz zu sehen gegenüber einer kirchlichen Jenseits-Hölle und einer aufklärerisch-religionskritischen Negierung der Hölle.

Dabei hat die Literatur des 19. Jahrhunderts die „Ästhetik des Horrors“ vorgegeben. Nichts in Sachen Antichrist, Satanskult, Besessenheit und Geisterhaus, was nicht schon literarisch in oft sadistischer Präzision und im Zuge radikal antibürgerlicher Gesellschaftskritik beschrieben worden wäre: von Matthew Gregory Lewi's Roman „Monk“ (1796) angefangen, dem romantischen Höhepunkt des „gotischen Romans“ (im Zentrum meist ein blutschänderischer Geistlicher, der sich dem Teufel verschrieben hat) über Mary Shelleys „Frankenstein“-Roman bis hin zu Bram Stokers „Dracula“ (1887) und Robert Louis Stevensons „Dr. Jekyll and Mr. Hyde“ (1896) hat ein abgestoßen-fasziniertes Publikum sich immer wieder neu „Elexiere“ des Teufels servieren lassen. Epigone in unserer Gegenwart ist der seit den 70er Jahren massenweise produzierende Amerikaner Stephen King mit seinen Schauerromanen, darunter das Buch „Carrie“ über satanische Kräfte in einem Menschen. Was die „schwarze Romantik“ zu bieten hat, hat Mario Praz schon 1930 in seinem bahnbrechenden Buch „Liebe, Tod und Teufel“ zusammengefaßt.[3] Was zur „Ästhetik des Horrors“ aus heutiger literaturwissenschaftlicher Sicht zu sagen ist, wie sich also „Gespenster, Vampire, Monster, Teufel und künst-

---

[3] M. Praz, Liebe, Tod und Teufel. Die schwarze Romantik, München [4]1994.

liche Menschen in der fantastischen Literatur" bewegen, ist der Studie von Hans Richard Brittmacher (1994) zu entnehmen.[4]

Die große Literatur ist nicht zuletzt deshalb eine wichtige „Sperre", weil sie nicht nur die platte Kommerzialisierung und schamlose Ausbeutung des Fantastischen verhindert, sondern weil sie eine geistige Verarbeitung der Erfahrung des Höllenhaften und Teuflischen anzustreben versucht. Dies gilt gerade für das 20. Jahrhundert, nachdem sich die Epiphanien des Teuflischen im Genre der Schauerliteratur bereits ausgetobt hatten. Die große Literatur des 20. Jahrhundert fügt zwei Dimensionen hinzu: Unter dem Einfluß von Psychoanalyse und Tiefenpsychologie die weitere Verfeinerung in der Entdeckung des Teuflischen im Unbewußten der eigenen Seele (und somit als Abrechnungsmittel gegenüber der bürgerlichen Moral) sowie die Erfahrung des Teuflischen und Höllenhaften in der Geschichte, wie sie von Menschen gemacht wurde. Zu beiden Bereichen des Innen und des Außen einige wenige Schlaglichter.[5]

1. Die Hölle in der eigenen Seele: Hermann Hesses „Demian"

Niemand hat unter den großen Schriftstellern des 20. Jahrhunderts die Abgründigkeit christlicher Erziehung so detailbesessen beschrieben wie der im schwarzwäldlichen Calw erzogene Missionarssohn Hermann Hesse. Die Welt pietistisch-christlicher Erziehung war – um

---

4 H. R. Brittmacher, Ästhetik des Horrors. Gespenster, Vampire, Monster, Teufel und künstliche Menschen in der fantastischen Literatur, Frankfurt/M. 1994.

5 Eine monographische Untersuchung zu diesem Thema fehlt und ist ein dringendes Desiderat der Forschung. Einige Schlaglichter bieten: W. Falk, Des Teufels Wiederkehr. Alarmierende Zeichen in der neuesten Dichtung, Stuttgart 1983; K. - J. Kuschel, Art. Teufel (lit.), in: Wörterbuch des Christentums, hg. v. V. Drehsen, H. Häring, K.-J. Kuschel, H. Siemers, Gütersloh – Zürich 1988, 1233f. H. Vorgrimler, Geschichte der Hölle, München 1993, Kap. 22: „Die Hölle in der Literatur der neueren Zeit". Zum literarischen Teufelsbild vgl. auch: H.P. Ecker, Poetisierung als Kritik. Stefan Heyms Neugestaltung der Erzählung vom Ewigen Juden, Tübingen 1987, 50-68.

der Deutlichkeit für unseren Zusammenhang willen verkürze ich es auf diese eine Dimension – vor allem eine Erziehung zur Unterdrükkung des Satans. Nach diesem Weltbild lauerten überall Gefahren; überall konnte man verführt, vom rechten Wege abgebracht, der Moral entfremdet werden, vor allem auf dem Gebiet des Sexuellen. Überall das „Hüte dich", das „Richte dich auf das Gute", „Halte dich an das Erlaubte und Gesittete". „Bekämpfe die Versuchungen in dir, das Verbotene, das Perverse, das Unmoralische".

Diese Erziehung schuf einen Riß in der Seele des heranwachsenden Hermann Hesse.[6] Denn je älter er wurde, desto weniger konnte er sich in dieses enge Moralkorsett seiner elterlichen Welt einfügen. Da waren auch die anderen Neigungen in seiner Seele, die anderen Triebe, die anderen Stimmungen: Literatur, Musik, Geschlechtlichkeit, rauschhafte Phantasien. Sie ließen sich nicht unterdrücken, wie das Gesetz es befahl. Sie führten aber dazu, daß er ein Doppelleben zu führen begann: ein Tagleben für die Eltern und die Gesellschaft der Reinen und Feinen, ein Nachtleben für die eigenen Phantasien und die Hingabe an den eigenen Trieb. Diese Spaltung mußte zur Selbstzerstörung führen, wenn sie nicht überwunden werden konnte.

Und sie hätte im Fall von Hermann Hesse beinahe zur Selbstzerstörung geführt. Schon der 14jährige muß – nach einem Ausbruch aus dem Seminar in Maulbronn – in psychiatrische Behandlung gegeben werden. Selbstmorddrohungen sind keine Seltenheit. Und selbst die spätere Anpassung an ein bürgerliches Ehe- und Schriftstellerleben in den Jahrzehnten bis zum Ersten Weltkrieg nützte Hesse nichts; dieser Riß mußte radikaler verarbeitet werden. Die große Krise kam denn auch durch den Ausbruch des Ersten Weltkrieges; die Krise seiner Ehe, die letztlich zum Bruch, die Krise seiner Schriftstellerei, die zum Produktionsverlust; die Krise seiner Seele, die zur Entdeckung eines Heil-Weges führte: des Weges von Psychoanalyse und Tiefenpsychologie, den Hesse denn auch während des Ersten Weltkrieges 1½ Jahre lang in Luzern bei einem Schüler C.G. Jungs geht. Der Roman „Demian", ein Jahr nach Ende des Ersten Weltkriegs erschienen, ist schließlich Ausdruck dieser Krise und zugleich der Versuch von deren Überwin-

---

6 Zu Person und Werk von *Hermann Hesse* vgl.: K.-J. Kuschel, „Vielleicht hält Gott sich einige Dichter". Literarisch-theologische Porträts, Mainz 1991, Kap. VI: Hermann Hesse und die Abgründigkeit der Seele.

dung. Er beschreibt – ganz und gar autobiographisch motiviert – „die Geschichte der Jugend von Emil Sinclair".

Emil Sinclair wächst auf in der Welt des Geordneten, Guten, Reinen, Erlaubten und gerät in eine erste große Krise, als er etwas Verbotenes tut, das er aber seinen Eltern gegenüber nicht einzugestehen wagt. Das Gefühl von einem Fluch lastet seither auf seiner Seele; eine erste Ahnung von der Welt des Bösen stellt sich ein. Einen Ausweg bietet ihm ein Mitschüler namens Max Demian, der ihm eines Tages eine ganz neue Deutung der Geschichte von Kain und Abel erzählt. Vielleicht war ja das „Zeichen", das Kain auf der Stirn trug, nicht ein Zeichen des Fluchs, sondern der Auserwählung. Vielleicht waren die Kainskinder nicht Verdorbene und Verworfene, sondern erwählte und besondere Menschen. Vielleicht war Kain ein edler Mensch. Wo aber blieb dann Gott? Hat Gott nicht gegenüber Kain und Abel klar seine Entscheidung getroffen: hier das Erlaubte, dort das Verworfene? Hier das Gesegnete, dort das Verfluchte? Und steht Gott nicht ganz auf der Seite von Moral und Sittlichkeit?

Genau dies ist es, was Max Demian seinem Mitschüler nun beizubringen versucht: Die Welt braucht man nicht aufzuspalten in Gutes und Böses, Himmel und Hölle, Gott und Satan. Warum nicht? Weil „Gott" in Wahrheit alles zugleich ist:

„Er (Gott) ist das Gute, Edle, das Väterliche, das Schöne und auch das Hohe, das Sentimentale – ganz recht! Aber die Welt besteht auch aus anderem. Und das wird nun alles einfach dem Teufel zugeschrieben, und dieser ganze Teil der Welt, diese ganze Hälfte wird unterschlagen und totgeschwiegen... Aber ich meine, wir sollten alles verehren und heilig halten, die ganze Welt, nicht bloß diese künstlich abgetrennte, offizielle Hälfte! Also müssen wir dann neben dem Gottesdienst auch einen Teufelsdienst haben. Das fände ich richtig. Oder aber, man müßte sich einen Gott schaffen, der auch den Teufel in sich einschließt, und vor dem man nicht die Augen zudrücken muß, wenn die natürlichsten Dinge der Welt geschehen".[7]

Und diesen neuen Gott bietet denn auch Max Demian kurze Zeit später seinem verwirrt-faszinierten Mitschüler Sinclair an. Dieser trägt den Namen „Abraxas" und verkörpert nicht länger die Spaltung,

7 H. Hesse, Demian. Die Geschichte von Emil Sinclairs Jugend, in: Gesammelte Werke Bd. V, Frankfurt/M. 1970, 62f.

sondern die Vereinigung aller Gegensätze, die Vereinigung von Gut und Böse, von Göttlichem und Satanischem. Ein Traum hilft Emil Sinclair, die Wirklichkeit dieses Gottes besser zu verstehen:

„Wonne und Grauen, Mann und Weib gemischt, Heiligstes und Gräßlichstes ineinander verflochten, tiefe Schuld durch zarteste Unschuld zuckend – so war mein Liebestraumbild, und so war auch Abraxas. Liebe war nicht mehr tierisch dunkler Trieb, wie ich sie beängstigt im Anfang empfunden hatte, sie war auch nicht mehr fromm vergeistigte Anbeterschaft... Sie war beides, beides und noch viel mehr, sie war Engelsbild und Satan, Mann und Weib in einem, Mensch und Tier, höchstes Gut und äußerstes Böses."[8]

Mehr noch. Neben dem Traum wird im folgenden die Erfahrung der Musik zum Einstieg in die Welt des Gottes „Abraxas" und so zum Katalysator der eigenen Selbst-Werdung. Denn Sinclair trifft auf einmal wie zufällig auf den „entgleisten und einigermaßen verrückt gewordenen" Pfarrersohn Pistorius, einen gescheiterten Theologen und jetzigen Orgelspieler. Sein Spiel der Musik von Johann Sebastian Bach rüttelt den jungen Sinclair auf; sie geht ihm in die Seele, ist Ausdruck seiner komplexen Gefühlslage. Denn diese Musik besteht für ihn aus mehr denn aus Tönen, ist mehr als frommes Gebet. Diese Musik ist Einladung, sich fallen zu lassen, ja alles zuzulassen, was an Trieben in der eigenen Seele haust. Diese Musik ist rücksichtslose Hingabe an ein Weltgefühl: „Sehnsucht, innigstes Ergreifen der Welt und wildestes Sichwiederscheiden von ihr, brennendes Lauschen auf die eigene dunkle Seele, Rausch der Hingabe und tiefe Neugierde auf das Wunderbare."[9] Eine „unbedingte Musik" hört der junge Sinclair, bei der er spürt, „daß da ein Mensch an Himmel und Hölle rüttelt".[10] Eine Musik somit, die Ausdruck des Gottes Abraxas ist, d.h. Ausdruck von Moral und Unmoral zugleich, des Höchsten wie des Niedrigsten:

„Unser Gott heißt Abraxas, und er ist Gott und ist Satan, er hat die lichte und die dunkle Welt in sich. Abraxas hat gegen keine Ihrer Gedanken, gegen keinen Ihrer Träume etwas einzuwenden. Vergessen Sie das nie."[11]

---

[8] H. Hesse, a.a.O., 94f.
[9] H. Hesse, a.a.O., 98.
[10] H. Hesse, a.a.O., 100.
[11] H. Hesse, a.a.O., 109.

Die Hölle in der eigenen Seele, der Teufel in der eigenen Brust: Hesses psychoanalytische Teufelsdeutung ist nicht gruselhafter Fantastik, sondern heilender Pädagogik verpflichtet. Denn die Sichtbarmachung des Höllischen in der eigenen Seele dient dem Protest gegen den christlich-pietistischen Moralismus und der autotherapeutischen Kontrolle und Überwindung des „Bösen". Die Veranschaulichung der Hölle ist also Ausdruck des Elends und Protestation gegen das Elend zugleich. Das Abraxas-Symbol, die Traumbilder, später auch die Musiksprache: das sind die Einbruchstellen des bisher Tabuisierten, Niedergehaltenen, in sich Bekämpften, die nun eine Chance haben, ins Bewußtsein zu dringen, um integriert zu werden. Hesse ist somit in diesem Roman ganz einem psychoanalytischen und tiefenpsychologischen Therapiekonzept verpflichtet, bei dem das Beschreiben von Höllen in letzter Konsequenz der Beherrschung durch das Ich verpflichtet ist.

2. Fliehen dorthin, wo Gott nicht ist – in die Hölle: Fritz Zorn „Mars"

Das psychoanalytische Therapiekonzept aber mochte im Fall von Hesse funktionieren, gesamtgesellschaftlich blieb es – wir haben Auschwitz, Stalingrad, Archipel Gulag, Hiroschima und Ruanda noch vor uns – ein schöner Vorsatz. Das Böse erwies sich keineswegs als integrierbar. Die Hölle ließ sich nicht schön mit dem Himmel zu einem Ganzen fügen. Abraxas ist kein Erfolgssymbol, sondern eine selbstwidersprüchliche Schimäre. Das wird durch den Text eines Gegenwartsautors schlaglichtartig deutlich: durch den Text eines unter dem Pseudonym Fritz Zorn schreibenden jungen Schweizer Autors. 1977 legt er seinen Lebensbericht unter dem Titel „Mars" vor, schon gezeichnet von einer schweren Krebserkrankung, die ihm nur noch wenige Monate des Überlebens läßt.[12]

Dieses Buch ist eine Abrechnungsschrift, eine Abrechnung mit der bürgerlichen Gesellschaft, in der dieser junge Schweizer aufgewachsen ist. Die Krebskrankheit begreift er als Chance, die lähmende

12 F. Zorn, Mars. Mit einem Vorwort von A. Muschg (1977), Taschenbuch-Ausgabe Frankfurt/M. 1979.

bürgerliche Wohlanständigkeit endlich zu durchschauen, die Geordnetheit und Selbstzufriedenheit der bürgerlichen Welt endlich als das zu entlarven, was sie ist: eine Scheinsicherheit. Die Krebserfahrung wird zum Ausgangspunkt, der Gesellschaft die Maske vom Gesicht zu reißen und sie mit der Wahrheit über sich selbst zu konfrontieren. So wie der gescheiterte Theologen-Sohn Pistorius, der Orgelspieler im „Demian"-Roman, buchstäblich an den Grundfesten der Welt rüttelte, so auch dieser junge Schweizer. Der Krebs legt in ihm nicht nur Schichten der Aggressivität gegenüber seiner eigenen Klasse frei, sondern auch gegenüber Gott, der sich ihm als verschlingendes Ungeheuer gezeigt hat. Sein Fluch trifft deshalb auch jenen „Krokodilsgott", der offenbar seinen Spaß daran hat, die Menschen in den Abgrund zu reißen. Charakteristisch dafür Fritz Zorns Zitat aus dem Hiob-Buch:

„Habe ich nicht das Krokodil erschaffen?
Wer dringt ihm in das doppelte Gebiß?
Die Tore seines Rachens, wer hat sie geöffnet?
Um seine Zähne lagert Schrecken".[13]

Doch in höchstem Sarkasmus schleudert dieser Todkranke – die Hiob-Rolle parodistisch durchspielend – diesem Gott entgegen:

„Du hast recht. Ich anerkenne, daß du der gemeinste, widerlichste, brutalste, perverseste, sadistischste und fieseste Typ der Welt bist. Ich anerkenne, daß du ein Despot und Tyrann und Gewaltherrscher bist, der alles zusammenschlägt und umbringt. Dies ist für mich Grund genug, dich als allein seligmachenden Gott anzuerkennen, zu verehren und zu preisen. Du bist das größte Schwein des Universums. Meine Antwort auf diesen Tatbestand ist die, daß ich dir gerne untertan bin, dich sinnvoll finde und versuche, dich zu lieben. Du hast die Gestapo, das KZ und die Folter erfunden; ich anerkenne also, daß du der Größte und der Stärkste bist. Der Name des Herrn sei gelobt."[14]

Was aber bleibt als Ausweg angesichts eines solchen Krokodilsgottes? Nicht einfach die atheistische Leugnung. Das wäre zu einfach, denn der Atheismus kann für diesen Gezeichneten erst recht die Fragen nicht lösen, die aufgrund von Monstrositäten und Perversitäten in der Welt sind. Was dann? Angesichts der unleugbaren Existenz

[13] F. Zorn, a.a.O., 166.
[14] F. Zorn, a.a.O., 166f.

dieses alles verschlingenden Gottes bleibt dem Autor nur der Rückzug an den Ort, wo dieser Gott ganz gewiß nicht ist. Und wo ist der Ort, an dem Gott ganz bestimmt nicht anzutreffen ist? Wo auch Gottes Macht endet? Wo auch die Totalität dieses Gottes nicht total ist? Es ist der Ort des Teufels. Und so steigert dieser Todkranke in einem letzten Akt des Aufbäumens gegen Gott und die Welt seinen Protest zu der unerhörten Sehnsucht, in der Hölle zu sein:

„Der Teufel ist anderswo, er befindet sich dort, wo Gott *nicht* ist. Der Teufel befindet sich zwar in der Hölle, und die Hölle ist bekanntlich ein furchtbar unangenehmer Ort, aber es lohnt sich, in der Hölle zu sein, denn die Hölle ist da, wo Gott nicht ist. Die Romantiker haben Satan sogar als einen Helden und edlen Rebellen geschildert, gewissermaßen als den Prototyp eines Revolutionärs. Satan ist der Rebell, der sogar lieber freiwillig in der Hölle sitzen will, als den Anblick des Monstrums Gott noch länger ertragen zu müssen. In dieser Hinsicht kann ich mich sogar noch mit Satan identifizieren, denn, wie ich im ersten Teil meiner Geschichte geschrieben habe, habe ich meine Krankheit und meinen Krebs ... *gewollt* – ich habe in die ‚finstren Höhlen der Unterwelt' hinabgestürzt werden wollen, um *anderswo* zu sein als in der depressiven Welt, in der ich die ersten dreißig Jahre meines Lebens verharrt habe. In dieser Hinsicht sehe ich im Satanischen auch das Erlösende. Ich habe dreißig Jahre lang in einer Welt gelebt, die zwar nicht die Hölle, aber, um von den unzähligen Adjektiven, die sich jetzt zur Wahl anbieten, nur ein einziges herauszugreifen, die ‚ruhig' war – und das war noch viel, viel schlimmer. Jetzt bin ich in der Hölle, aber wenigstens habe ich darin ‚meine Ruhe' nicht. Die Hölle ist zwar grauenhaft, aber es lohnt sich, darin zu sein".[15]

Nein, mit der Hölle ist kein Pakt zu schließen, auch nicht psychoanalytisch. Der Teufel – das macht Fritz Zorn noch einmal deutlich – ist die Gegenmacht schlechthin. Und die heutige Gewaltszene läßt erst recht erkennen, wie sehr der Psychologismus und Pädagogismus unserer Gesellschaft in vielen Bereichen versagt hat. Ausgehend von einem pädagogischen Omnipotenzwahn, hielt man den Menschen schlechthin „zum Guten" oder gesellschaftlich Wertvollen für erziehbar. Mitten in unserer zivilisierten Gesellschaft aber öffnet sich – das ist die Erfahrung vor allem der 90er Jahre überall auf diesem

[15] F. Zorn, a.a.O., 223f.

Globus – ein Abgrund aus Haß, Verwahrlosung, Menschenfeindlichkeit und Mordlust. Statt Humanisierung Barbarisierung unserer Zivilisation. Die da und dort aufflackernden Pogrome müssen verstanden werden als grelle Manifestationen einer schleichenden Erosion unserer Zivilisation, die sich inzwischen auch auf anderen Gebieten zeigt: Naturzerstörung, Unwirtlichkeit der Städte, der alltägliche Bürgerkrieg im Straßenverkehr, die Gewalt in den Schulen, Drogenkonsum... Zivilisationen, als Versuche, das Böse zu domestizieren und die Existenz von Höllen auf Erden auszuschließen, erweisen sich als brüchig. Sigmund Freud hatte schon immer davor gewarnt, die Verläßlichkeit der Sicherungen zu überschätzen. Über die Orgie der Zerstörung und des Tötens im Ersten Weltkrieg schrieb er: „In Wirklichkeit sind sie (die Menschen) nicht so tief gesunken, wie wir fürchten, weil sie nicht so hoch gestiegen waren, wie wir's von ihnen glaubten."[16]

3. Auschwitz als Hölle auf Erden: Rolf Hochhuths „Der Stellvertreter"

Wozu diese Zivilisation des 20. Jahrhunderts fähig war, macht kein Text greller deutlich als der fünfte Akt des 1963 uraufgeführten Stükkes von Rolf Hochhuth „Der Stellvertreter" unter dem Titel „Auschwitz oder die Frage nach Gott". Man könnte es auch nennen „Auschwitz oder die Frage nach dem Menschen", denn dieses Stück wirft jedem Betrachter die Frage ins Gesicht, wie Menschen wohl beschaffen sein müssen, die Menschen dies antun. Hochhuth selber nennt dies bezeichnenderweise den „höllischen Zynismus" der Realität von Auschwitz.

Die Ausgangskonstellation für den fünften Akt ist die folgende: Nachdem Papst Pius XII. – obwohl in vollem Umfang unterrichtet – sich nicht zu einem öffentlichen Protest gegen die „Endlösung" der Judenfrage durchringen konnte; nachdem der Stellvertreter Christi aus kirchen- und staatspolitischen Erwägungen heraus den Weltverbrecher Hitler nicht vor aller Weltöffentlichkeit bloßstellen wollte, macht ein (von Hochhut erfundener) Jesuitenpater namens Riccardo

[16] R. Safranski, a.a.O., 241 (s. Anm. 2).

Fontana die Sache der Stellvertretung Christi zu seiner eigenen. Nach einem leidenschaftlichen, aber ergebnislosen Dialog mit dem Papst, zu dem er aufgrund enger Beziehungen seines Vaters hatte durchdringen können, heftet sich dieser Jesuitenpater selber den Judenstern an die Soutane und besteigt in Rom einen Deportationszug von Juden, der ihn direkt auf die Rampe nach Auschwitz bringt. Dort angekommen, stiftet er unter SS-Offizieren zunächst Verwirrung. Ein katholischer Priester war im Judenvernichtungsprogramm der Nazis nicht vorgesehen. Doch dann greift sich ihn der „Doktor" (eine nur wenig stilisierte Imitation des Schlächters Dr. Mengele) heraus, um an ihm ein Exempel in Sachen Gottesglauben in Auschwitz zu statuieren.[17]

Dabei hätte es der stereotypen Bezeichnung „der schöne Teufel" für den Doktor gar nicht bedurft, um in ihm den Teufel, d. h. den Widersacher Gottes zu entdecken. Denn das Teuflische liegt hier offensichtlich in der kalten Selbstherrlichkeit, mit der dieser Mann Menschen für seine eigenen intellektuellen und sexuellen Zwecke mißbraucht. Mit schönen Jüdinnen pflegt er zu schlafen, bevor er sie ins Gas schickt; an Zwillingen führt er kaltlächelnd Experimente durch, um Erkenntnisse über Zwillingsgeburten zu gewinnen, die dann bei der Vermehrung der deutsch-arischen Rasse angewandt werden könnten; gegenüber dem Pater stilisiert er sich – scharf rational argumentierend – als Provokateur Gottes, der mit seinen massenhaften Hinrichtungen Gott zum Offenbarungsbeweis zwingen wolle:

> „Im Grunde gilt meine ganze Arbeit
> nur dieser einen Frage... Ja, ich tue da
> wahrhaftig, was ich kann:
> Ich schicke seit Juli 42, seit 15 Monaten,
> Werktag wie Sabbat, Menschen zu Gott.
> Glauben Sie, er zeigte sich erkenntlich?
> Er lenkt nicht einmal einen Blitz auf mich.
> Verstehen Sie das? Sie *müssen* das doch wissen...
> Kürzlich an *einem* Tag 9000 Menschen.
> (...) Der Märtyrer will lieber sterben als überlegen,
> wahrhaftig, Valéry hat recht, der Engel,
> sagte er – mag sein, daß Sie ein Engel sind –,

---

[17] Zu Person und Werk von *Rolf Hochhuth* vgl. K. - J. Kuschel, „Vielleicht hält Gott sich einige Dichter". Literarisch-theologische Porträts, Mainz 1991, Kap. X: Rolf Hochhuth und die Gottesfrage nach Auschwitz

> *(lachend)* unterscheidet sich von mir, vom Teufel,
> nur durch die Überlegung, die ihm noch bevorsteht.
> Dieser Überlegung setze ich Sie aus
> wie einen Schwimmer dem Ozean.
> (...) Geschichte! *Die* Theodizee – wirklich?
> *(er lacht wie ein Folterknecht.)*
> Geschichte: Staub und Altäre, Jammer und Notzucht.
> Und jeder Ruhm ein Spott auf seine Opfer.
> Wahrhaftig: Schöpfer, Schöpfung und Geschöpf
> *sind* widerlegt durch Auschwitz."[18]

Schon in diesem kurzen Textausschnitt ist auffälligerweise vom Lachen des Doktors die Rede. Die Anleihen Hochhuths an die traditionelle Höllenästhetik (Auschwitz als „Unterwelt" mit dem „Widerschein eines mächtigen Feuers" [19]) wäre deshalb nicht nötig gewesen, um hier die Hölle auf Erden als erlebbar zu erfahren. Denn wenn es den Teufel gibt, dann dürfte er im Lachen dieses Henkers sein Erkennungsmerkmal haben, einer ganz besonderen Art des Lachens. Es ist das Lachen aus Gefühlskälte und Lust zugleich, ein Lachen zynischer Rücksichtslosigkeit, die auch noch Spaß macht; ein Lachen aus Terror über die Opfer, den man gleichzeitig genießt. Ein Lachen aber auch über die groteske Ahnungslosigkeit all der Akteure auf der Bühne der Welt:

> „Las kürzlich Nietzsche wieder,
> den ewigen Primaner, weil ein Kollege
> Herrn Mussolini Hitlers Geschenk zum
> 60. Geburtstag bringen durfte:
> *(Lacht schallend.)* Nietzsche komplett, auf *Bibel*druck-Papier..."[20]

Im Lachen dieses Teufels wird das sprichwörtliche Gelächter der Hölle hörbar. Und die Hölle lacht über alle Versuche des Menschen, das Gute durchzusetzen – lacht ob der Vergeblichkeit und der Selbsttäuschung. Die Hölle lacht, weil der Mensch als betrogener Dummkopf immer noch nicht weiß, daß alles doch letztlich dazu bestimmt ist, in sich zusammenzufallen, buchstäblich zum Teufel zu gehen. Und die

---

[18] R. Hochhuth, Der Stellvertreter. Ein christliches Trauerspiel (1963), Taschenbuch-Ausgabe 1967, 197-198.

[19] R. Hochhuth, a.a.O., 192.

[20] R. Hochhuth, a.a.O., 201.

Hölle lacht, weil – wie schon Goethes Mephistopheles es unnachahmlich formulierte:

> „Alles, was entsteht, ist wert, daß es zugrunde geht.
> Drum besser wärs, daß nichts enstünde."

Deshalb lacht dieser Teufel mit ganzem Hohn über einen Papst, der allen Ernstes meinte, mit politischem Kalkül der größten Ausgeburt der Hölle, dem Hitler-Faschismus, beikommen zu können. Das Gelächter des Doktors erschallt denn auch an keiner Stelle irrwitziger als an der, wo er sich wundert, warum der Stellvertreter Christi schweigt, statt ein Zeichen des Protestes oder der Hingabe zu setzen, ein Zeichen der radikalen Nachfolge Christi:

> „Ja – aber der Stellvertreter Christi
> muß *reden*! Warum schweigt er?
> *(eifrig:)* Was Sie noch gar nicht wissen werden:
> Vorige Woche fielen zwei, drei Fliegerbomben,
> die niemanden getötet haben, in die Gärten
> des Vatikans: Das ist seit Tagen die
> Riesensensation der Welt!
> Die USA, die Briten und die Deutschen,
> alle bemühen sich zu beweisen,
> daß sie es nicht gewesen sein *können.*
> Da sieht man's wieder: Der Papst ist selbst
> den Ketzern heilig. Nutzen Sie das aus,
> fordern Sie ihn auf – was
> ist Ihnen? Setzen Sie sich
> *(er faßt Riccardo bei der Schulter. Riccardo ist auf die Bank gesunken)*
> Sie sind weißer als die Wand der Gaskammer.
>
> RICCARDO *(auf der Bank, mühsam)*: Ich *habe* den Papst
> schon um Protest gebeten, aber er macht Politik.
> Mein Vater stand mir bei ... mein Vater.
> DOKTOR *(mit Höllengelächter):* Politik! – Ja, *dazu* ist er da; der Pfingstredner!"[21]

Die provozierende Pointe dieser Szene lautet: Indem der Papst angesichts des Faschismus nicht mit ganzer moralischer Autorität leidenschaftlich protestiert, sein eigenes Schicksal nicht zugunsten hundert-

---

[21] R. Hochhuth, a.a.O., 203f.

tausender fabrikmäßig vergaster Menschen buchstäblich in Kreuzesnachfolge in die Waagschale wirft, betreibt er ungewollt das Werk des Teufels. Ein Papst, der sich mit politischem Kalkül zurückhält, ist nur das Hohngelächter der Hölle wert.

Die Auseinandersetzung mit dem Faschismus hat in der deutschen Literatur zum ersten Mal in dieser Vehemenz die Frage wachgerufen: Wie konnte es zu einer Welt kommen, die der Hölle zum Verwechseln ähnlich sieht? Das skeptische Wort über den Menschen, vom englischen Staatsphilosophen Thomas Hobbes geprägt, der Mensch könne dem Menschen „ein Wolf" sein („homo homini lupus"), findet angesichts von Auschwitz und ähnlicher Grauenorte der Menschheit seine Steigerung: Homo homini diabolus. Hier ist auch Sartres relativ harmloses Stück „Bei geschlossenen Türen" (uraufgeführt 1944) in den Schatten gestellt, das erstmals in der Literatur des 20. Jahrhunderts die Verfallenheit der Menschen aneinander so zeigt, daß diese heillose Ausgeliefertheit nur noch als Hölle erlebt wird: „Also, dies ist die Hölle. Niemals hätte ich geglaubt... Ihr entsinnt euch: Schwefel, Scheiterhaufen, Bratrost... Auch, ein Witz! Kein Rost erforderlich, die Hölle, das sind die andern."[22]

Der alte, literarisch vielfach gestaltete Gedanke, daß der Teufel in immer neuen Verkleidungen unter uns lebt, durch die Literatur des 20. Jahrhunderts wird er in neuer moralischer Brisanz konkret. Der Teufel ist unter uns, die Hölle ist unser Werk – das gestaltet die ernsthafte Literatur nicht im Stile nervenkitzelnder Schauerpoesie oder sensationalistisch aufgemachter Horrorfantastik, sondern als moralische Grundfrage nach dem Zustand unserer eigenen Welt, nach der Abgründigkeit des Menschen und nach dem Sinn von Gottes Schöpfungsordnung überhaupt. Wie ist es möglich, daß auch nach 2000 Jahren Christentum Menschen so zu Teufeln werden können? Aber vielleicht ist es auf eine dialektisch hinterhältige Weise die Kirche selber, die mit ihren Jenseits-Höllenbildern die Diesseits-Höllenerfahrungen vorbereitet hat? Der „Doktor" im „Stellvertreter" jedenfalls kann sich zynisch-belustigt seinem jesuitischen Gesprächspartner gegenüber darauf berufen, daß es schließlich die Kirche gewesen sei, die all dies Satanische und Höllenhafte vorgemacht habe:

---

22 J. P. Sartre, Bei geschlossenen Türen, in: Gesammelte Dramen, Hamburg 1969 ‚Neuausgabe 1979, 97.

„Erst Ihre Kirche hat gezeigt, daß man
die Menschen verheizen kann wie Koks.
Allein in Spanien habt ihr ohne Krematorien
dreihundertfünfzigtausend Menschen eingeäschert,
fast alle lebendig. *Dazu* braucht man –
den Beistand Christ.“[23]

Und als eines der Dokumente teuflischer Grausamkeiten in der Kirche zitiert der Doktor genüßlich aus dem Exerzitienbüchlein ausgerechnet des Gründers des Jesuitenordens, Ignatius von Loyola, das der Jesuit Riccardo bei sich zu tragen pflegt. In der fünften Übung seiner Exerzitien hatte denn auch Ignatius die „Besinnung über die Hölle“ vorgeschrieben, das „innere Fühlen der Strafe“, die die Verdammten erlitten – zu dem Zweck, daß den Betrachter, wenn er schon die Liebe Gottes vergäße, wenigstens die „Furcht vor der Strafe“ dazu bringen möge, nicht in Sünde zu verfallen. Die Höllenphantasie des Ignatius von Loyola lautet denn auch (in der Balthasarschen Übersetzung):

„Der erste Punkt wird sein: Sehen mit der Schau der Einbildung die großen Flammen, und die Seelen wie in brennenden Leibern.
Der zweite: Hören mit den Ohren Weinen, Wehklagen, Geheul, Geschrei, Lästerungen gegen Christus Unseren Herrn, und gegen alle seine Heiligen.
Der dritte: Riechen mit dem Geruch Rauch, Schwefel und Faulendes.
Der vierte: Schmecken mit dem Geschmack bittere Dinge wie Tränen, Trübsal und den Wurm des Gewissens.
Der Fünfte: Tasten mit dem Getast, wie die Feuergluten die Seelen erfassen und entzünden.“[24]

Triumphierend kann denn auch der Doktor seinem priesterlichen Gesprächspartner diese Sätze vor Augen halten:

„Oho, der Ignatius von Loyola!
Die Exerzitien – Krematoriumslektüre.
Wurde ja immer gern an Scheiterhaufen vorgelesen.
(...)
Der Teufel auf dem Thron aus Feuer und Rauch lockt als
Verführer – kennen wir, aha, hier: ‚Ich schaue mit den
Augen der Einbildungskraft die gewaltigen Feuergluten

---

[23] R. Hochhuth, a.a.O., 199.

[24] I. von Loyola, Die Exerzitien. Übertragen von H. U. v. Balthasar, Einsiedeln 1954, 26 (1. Woche, 5. Übung).

> und die Seelen in *brennenden* Leibern eingeschlossen.
> Ich rieche mit dem Geruchssinn Rauch, Schwefel, Unrat
> und faulende Dinge.'"[25]

Was bleibt nach so viel lustvoll ausgekosteter infernalischer Grausamkeit? Riccardo jedenfalls bleibt nur das Selbstopfer in Stellvertretung Christi, das denn auch dadurch erfolgt, daß er beim Versuch, den Doktor zu erschießen, von den SS-Schergen selber umgebracht wird. Vorher aber hatte er in einem Akt letzten metaphysischen Aufbäumens dem Doktor entgegengeschrien – und hier spitzt sich die theologische Problematik in letzter Dichte zu:

> „Ihre Fratze aus Trieb und Dreck und Idiotie...
> fegt jeden Zweifel weg – jeden. Da es
> den Teufel gibt, gibt es auch Gott. Sonst hätten *Sie* ja längst gesiegt."[26]

Dies ist nun seinerseits ein klassisches Zitat aus der „Summa contra gentiles" des Thomas von Aquin: „Si malum est, Deus est", „Wenn es das Übel gibt, gibt es Gott". Vielleicht ist dies in der Tat die letzte theologische Rückzugsmöglichkeit angesichts der Erfahrung des Höllenhaften und Teuflischen in dieser Welt: Der Glaube daran, daß es den Teufel nur deshalb geben kann, wenn und solange er von Gottes Substanz zehrt. Vielleicht ist dies die ultima ratio aller Theologie, die dem Teufel und seiner Macht Widerstand im Namen Gottes entgegenzusetzen sucht.

4. Die Höllen auf Erden sind unsichtbar: Alexander Solschenizyns „Der erste Kreis der Hölle"

Hochhuth wollte auf große Effekte bei der Darstellung des „höllischen Zynismus" nicht verzichten und war in seiner Eindeutigkeit des Teufels mehr als überdeutlich. Die Ästhetik des Horrors ist gerade in diesem Stück ungemein konventionell: Stets lacht der „schöne Teufel" als Folterknecht sein Höllengelächter; stets leuchtet in diesem Akt ein Höllenfeuer, und die Opfer stöhnen, stürzen, schreien, schlagen sich verzweifelt an die Stirn, schleudern heraus, brüllen und toben...

[25] R. Hochhuth, a.a.O., 223.
[26] R. Hochhuth, a.a.O., 202.

All dies hat der wohl bedeutendste Roman zu unserem Thema, der in diesem Jahrhundert geschrieben wurde, nicht nötig: Alexander Solschenizyns „Der erste Kreis der Hölle", 1968 erschienen. Dieser Roman schildert die Situation von Häftlingen im Lager Mawrino in der Nähe von Moskau, in dem eine technische und intellektuelle Elite untergebracht ist – mit nichts anderem beauftragt, als Überwachungsmethoden zu verfeinern und neu zu entwickeln, also weitere Gefangene zu liefern. Denn die Häftlings-Elite hier soll einerseits Verzerrungsapparate konstruieren, die der Kremlspitze unabhörbare Telefonate erlauben, und andererseits Entschlüsselungsapparate für den Geheimdienst anfertigen, damit abgehörte Telefonate identifiziert werden können. Die äußere Handlung wird denn auch genau durch dieses zweite Moment bestimmt: Ein für die Zukunft vielversprechender junger Karrierediplomat namens Wolodin hatte den Fehler begangen, einen Bekannten telefonisch wegen verbotener Auslandskontakte zu warnen. Dieses Telefonat wurde abgehört, und der Geheimdienst findet mit Hilfe der Insassen von Mawrino letztlich heraus, wer der Sprecher war. Wolodin wird dann zu einem neuen Gefangenen im ersten Kreis der Hölle.

Das literarisch Einzigartige aber an diesem Roman – was das Höllenthema angeht – besteht gerade in seiner unprätentiösen, leicht stilisierten Dokumentarprosa. Er verbietet sich jede Anknüpfung an die traditionelle Ästhetik des Horrors. Das Infernalische wird nicht mit grellen Effekten gezeigt, sondern besteht gerade in seiner unheimlich-unsichtbaren Anwesenheit. Auf diese Weise werden die Übergänge von der Außenwelt in den ersten Kreis der Hölle, werden aber auch die Übergänge in die verschiedenen Stufen der Hölle fließend. Wo diese Hölle anfängt oder aufhört, ist nicht mehr auszumachen. Die Hölle hat ihre Stufen. Und selbst die Außenwelt wird noch zur Vor-Hölle. Solschenizyn macht auf diese Weise literarisch ernst mit der Einsicht, daß die Hölle das schlechthin Un-beschreibliche, Un-begreifliche, buchstäblich Un-heimliche ist. Dies ist – in Anknüpfung und Widerspruch – gerade der Unterschied zu Dante, auf dessen „Divina commedia" (entstanden um 1307-1321) durch den Titel angespielt wird.

Denn Dante hatte ja noch beansprucht, die Hölle in ihren neun Kreisen präzise visualisieren zu können. Sie sind für ihn abgestuft je nach dem Schuldgrad der Delinquenten. Im ersten Kreis der Hölle sitzen bei Dante die gerechten Heiden und ungetauften Kinder. Man trifft hier auf Homer, Plato, Cicero und andere, die an einem abgesonderten hellen Ort weilen, dessen Licht den Abglanz der göttliche Gnade symbolisiert. Den letzten, neunten Kreis, das Zentrum der Hölle, bildet der dreiköpfige Luzifer als fratzenhaftes Gegenstück zur Trinität, in seinen Mäulern die drei Erzverräter Judas, Brutus und Cassius.

Nichts davon bei Alexander Solschenizyn. Bei ihm ist die Hölle nur angedeutet, nur in ihrem ersten Kreis sichtbar. Dessen Infernalität besteht gerade in der subtilen Austauschbarkeit von Täter und Opfer. Alle sind sie Gefangene dieser Hölle, die Häftlinge genauso wie die Wärter, die Schergen des Geheimdienstes ebenso wie die Verhörten und Geschlagenen. Alle gehören sie zu den Geblendeten und Verblendeten. Die Wirksamkeit der Hölle besteht eben gerade darin, daß alle sie verdrängen, niemand über sie spricht und niemand sie begreift. Eine Unterwelt *in* der Oberwelt, ein Jenseits *im* Diesseits, das Unsichtbare *im* Sichtbaren.

Sichtbarer Ausdruck dieser Verblendung ist die Tatsache, daß sich viele der Gefangenen Selbsttäuschungen hingeben. Sie haben sich bereits an das Leben im „Ersten Kreis" schon gewöhnt, genießen sie doch gerade als Technikspezialisten hohe Privilegien. Sie haben bereits verdrängt, daß dies die „Hölle" ist – in ihrem ersten Kreis. Typisch dafür der Dialog von zwei Gefangenen gleich am Beginn des Romans:

> „Vielleicht ist das alles ein Traum? Ich glaube – ich bin im Paradies! Nein, verehrter Freund, Sie sind nach wie vor in der Hölle, aber Sie sind aufgestiegen in ihren höchsten, vornehmsten Kreis – in der ersten. Sie fragen, was das ist – Scharaschka? Scharaschka ist, wenn Sie so wollen, ein Einfall von Dante. Er hat sich den Kopf zerbrochen – wohin mit den antiken Weisen? Als Christ war er verpflichtet, diese Helden in die Hölle zu schicken. Aber als Sohn der Renaissance brachte er es nicht übers Herz, die erleuchteten Männer den anderen Sündern gleichzusetzen und zu physischen Qualen zu verdammen. Und da wies er ihnen in der Hölle einen besonderen Platz zu. Warten Sie... Ungefähr so:
>
> *‚Da kamen wie zu einem stolzen Schloß ...'.*
>
> Beachten Sie, diese alten Gewölbe!
>
> *‚... von hohen Mauern siebenfach umkreist...*
> *durch sieben Tore trat ich mit den Weisen...'.*
>
> Sie sind im schwarzen Raben gekommen, deshalb sind Ihnen die Tore nicht aufgefallen...

‚und Leute waren da, mit Augen ernst und still,
Ehrfurcht gebietend waren ihre Mienen,
Sie sprachen wenig nur, mit ernsten Stimmen...
Sie schienen traurig nicht, und auch nicht froh...
Noch eine Strecke waren wir entfernt,
doch nicht so weit, daß ich nicht unterschied,
was für ehrwürdges Volk der Ort umschließt...
‚Wer sind Sie, die so hohe Würde ziert,
daß sie sich scheiden von den anderen allen?‘ “[27]

Die Visionen von Dante – auf unheimliche Weise Realität geworden in den Lagern des Stalinismus. Gleichfalls der Selbsttäuschung unterliegen all diejenigen, die nicht sehen können oder wollen, was in diesem System totalitärer Diktatur wirklich vor sich geht. Das Ende des Romans ist ein satirischer Seitenhieb auf die westliche Presse. Gefangene werden vom ersten Kreis der Hölle in weitere Kreise abtransportiert. Auf sie „wartete nur das Allerschlimmste“.[28] Sie werden abtransportiert mit einem Wagen, auf dem die Worte „Mjasso-Viande-Fleisch-Meat“ geschrieben sind. Und dann heißt es wörtlich:

„Während die in seinem Inneren zusammengedrängten Leiber hin und hergeschüttelt wurden, hatte das fröhliche, orange-blaue Auto die Stadt erreicht, fuhr an einem Bahnhof vorbei und hielt vor einer Kreuzung. An dieser Kreuzung, vor derselben Ampel, hielt der bordeauxrote Wagen eines Korrespondenten der ‚Libération‘, der zu einem Hockey-Spiel ins Stadion ‚Dynamo‘ unterwegs war. Der Korrespondent las auf dem Lieferwagen: Fleisch-Meat. Da fiel ihm ein, daß er heute in verschiedenen Stadtvierteln Moskaus solche Wagen gesehen hatte. Er zog seinen Block hervor und notierte mit dem bordeauxroten Füllhalter: ‚In den Straßen Moskaus sieht man immer wieder Lieferwagen mit Lebensmitteln, die einen sehr sauberen und hygienisch einwandfreien Eindruck machen. Die Versorgung der Hauptstadt kann nur als hervorragend bezeichnet werden.‘ “[29]

Keiner der großen Autoren hat dem Thema Hölle diese Unheimlichkeit verschafft, gerade weil dieser Roman auf alle Effekte des Un-

27 A. Solschenizyn, Im ersten Kreis. Vollständige Ausgabe der wiederhergestellten Urfassung des Romans „Der erste Kreis der Hölle“, Frankfurt/M. 1985, 24.
28 A. Solschenizyn, a. a. O., 782.
29 Ebd.

heimlichen verzichtet. Keiner der Höllen-Texte hat so luzide die Infernalität menschlichen Verhaltens beschrieben, gerade weil er nicht Teufel in Menschengestalten schildert, sondern die Banalität des Bösen: All die Wächter, Verwalter, Eintreiber und Vollzieher, die in ihrer spießigen Banalität kaum zu unterbieten sind. Keiner der großen Autoren hat auf so schonungslose Weise die Hölle erfahren lassen als eine Kunst-Wirklichkeit staatlich verordneter Lüge, totalitärer Bespitzelung, organisierter Falschmünzerei und kollektiver Verblendung wie der in Sachen Lagerhaft erfahrene Alexander Solschenizyn, ohne je auf die Requisiten des Schauer- und Horrorgenres zurückgegriffen zu haben. Da braucht es in der Tat – wie der Literaturkritiker Karl Korn feststellte – bei Solschenizyn „keine literarisch-artifiziellen Mittel, weil die banalste Realität ihre Dämonie in sich hat oder weil Solschenizyn sie aus dem Realen zu entbinden oder in die Dimensionen des makaber Philosophischen zu übersetzen versteht“.[30] Mawrino – es ist die Allegorie der Hölle. Worin besteht das Höllenhafte präzise?

Bei Solschenizyn ist Hölle der Zustand totalitärer Unterdrückung, die Menschen auch noch als Glückszustand bejahen müssen. Bei ihm ist Hölle die Reduzierung des Menschen auf ein Stück Fleisch, das die Betroffenen selbst als Weisheit ihres Staatslenkers auszugeben haben. Bei ihm ist Hölle diejenige Form der Entmenschlichung, die man als Staatssozialismus offiziell zu preisen hatte. Die Hölle ist der bürokratische Verwaltung gewordene Wahnsinn, die irrwitzig gewordene totalitäre Rationalität, die bis ins Letzte durchgeplante und gesetzlich abgesicherte Anarchie. Was hält Solschenizyns Riesenwerk zusammen?

Dieses Werk, das immer von neuem Monumente einer schier übermenschlich scheinenden Geschichts- und Gesellschaftsarchäologie hervorbrachte, wird zusammengehalten durch den einen Grundgedanken: Die Menschen müssen mit der Wahrheit konfrontiert werden – für Alexander Solschenizyn ist sie identisch mit dem Gebot Christi –, weil nur die Wahrheit den Menschen freimachen wird von aller Verblendung durch den „satanischen Staat“. Der russische Literaturwissenschaftler Igor Winogradow hat dies zu Recht als Quintessenz des „Moralismus“ von Solschenizyn herausgestellt: „Die zentrale geistige

[30] K. Korn, Mawrino, Allegorie der Hölle, in: Frankfurter Allgemeine Zeitung vom 21. September 1968.

Situation im Schaffen Solschenizyns ist nicht Glaubenssuche, nicht Ringen um Glauben, sondern Leben im Glauben. Auch Solschenizyn hat, wie wir wissen, eine ,Wandlung seiner Überzeugungen' durchgemacht, ist im Lager und in der Verbannung vom Atheisten und Marxisten zum tiefreligiösen Christen geworden. In seinen Büchern allerdings finden wir höchstens ein leises Echo auf diesen Prozeß: Dort zeigt er uns eine Welt, in der die Offenbarung bereits geschehen, die Wahl getroffen und der Glaube errungen ist. Dort heißt es vielmehr, auszuharren in diesem Glauben. Auszuharren, weil er am Rande des menschlichen Daseins errungen ist. Aber dem Glauben treu bleiben muß man in einem Staat des absoluten, alles durchdringenden Bösen, wo das Leben im Glauben unweigerlich Taten verlangt, nämlich den Kampf auf Leben und Tod mit diesem Bösen... Daher ist es auch gerade die Lüge, die Solschenizyns Hauptfeind wird, gegen den er all seinen menschlichen und künstlerischen Mut zusammennehmen muß; denn die Lüge als giftiger Stachel, als üble Maske des Bösen, ist auch die wirkungsvollste Waffe jenes ,satanischen Staats', in dem Solschenizyn den ,irdischen Repräsentanten des Vaters des Bösen' sieht."[31]

Die Erfahrung des Höllenhaften und Teuflischen in der Literatur des 20. Jahrhunderts – das war mein Thema. Nur einige Schlaglichter konnten gezeigt werden. Sie machen ein Doppeltes deutlich: Literarische Texte sind weder illustrative Selbstbestätigung kirchlicher Lehren von einer Jenseits-Hölle noch platte Affirmationen eines aufklärerischen Rationalismus, der die Hölle in den Bereich des Aberglaubens verweist. Literarische Texte zeigen vielmehr auf schonungslose Weise, daß das Höllische und Teuflische eine Realität ist: d.h. wie sehr der Mensch zum Teufel seiner selbst werden kann, und daß er fähig ist, diese Welt zumindest partiell in eine Hölle zu verwandeln. Diese Erfahrungen des Höllenhaften und Teuflischen sind dabei Teil einer Zivilisationskritik, die nicht bereit ist, die Schattenseiten der Kultur zu überspielen, und der Illusion nicht verfiel, der Mensch sei durch noch mehr Zivilisation und Aufklärung zum Guten zu verändern. Die literarischen Texte zeigen im Gegenteil die Abgründigkeit menschlicher Zivilisation durch den Einbruch des Grauenhaften und Satanischen, der im Menschen immer wieder neu das Entsetzen über sich

31 I. Winogradow, Solschenizyn. Die Paradoxien seines Moralismus, in: Frankfurter Allgemeine Zeitung vom 12. Mai 1990.

selbst wachruft und zugleich ihn an die Kräfte erinnern läßt, wie dem Bösen zu widerstehen sei. Das Hesse, Hochhuth und Solschenizyn Gemeinsame ist: Literatur ist durch ihre Existenz allein, durch ihre Erinnerungskraft und durch ihren schonunslosen Blick auf die Realität der so ohnmächtige wie unverzichtbare Versuch einer Bannung des Bösen im poetischen Wort und der literarischen Imagination – in der unausrottbaren Hoffnung, daß es trotz allen Höllengelächters nicht gelingen wird, diese Welt zum Teufel gehen zu lassen. In der großen Literatur des 20. Jahrhunderts ist die Hölle nicht beschrieben, um sie drohend zu verewigen oder lustvoll sich an ihr zu ergötzen, sondern um mit Hilfe der poetischen Beschwörung ihr Widerstand entgegenzusetzen. Ihr, die ihr in die Höllen der Literatur eintretet: Laßt nicht alle Hoffnung fahren!

Herbert Niehr

Himmel, Hölle, Fegefeuer

Die biblischen Grundlagen*

Im vorliegenden Referat geht es um die im AT, der zwischentestamentlichen Literatur und dem NT grundgelegten Weichenstellungen, welche die spätere dreigeteilte christliche Jenseitsvorstellung von Himmel, Hölle und Fegefeuer initiieren.

Eine erschöpfende Aufarbeitung allen biblischen und zwischentestamentlichen literarischen Materials zu diesem Themenkomplex ist hierbei weder beabsichtigt noch kann sie im Rahmen eines Referates geleistet werden. Zudem liegen zu allen drei Einzelthemen detaillierte Untersuchungen vor[1], auf die hier ausdrücklich hingewiesen sei. Mir geht es im Folgenden um die Frage, wie sich die Entwicklung zu einer dreigeteilten Jenseitsvorstellung in ihren Grundlagen vollzogen hat. Diese Frage soll in drei Schritten angegangen werden: Zunächst wird der religionsgeographische Hintergrund der Fragestellung untersucht, dann kommen die religionsgeschichtlichen und theologischen Grund-

---

* Für bibliographische Hinweise, Diskussion und Kritik des Artikels danke ich meinen Mitarbeitern *Dagmar Kühn* und *Daniel Schwemer*, den Hinweis auf Abb. 4. verdanke ich Herrn *Dr. Hanswulf Bloedhorn.*

1 Zum Himmel: *A. Lumpe/H. Bietenhard*, Art. Himmel, *RAC 15*, 1991, 173-212, bes. 187-202; *M.G. Reddish*, Art. Heaven, *Anchor Bible Dictionary* 3, 1992, 90f; *J.D. Tabor*, Art. Heaven, Ascent to, *Anchor Bible Dictionary* 3, 1992, 91-94; *C. Houtman*, Der Himmel im Alten Testament (OTS 30), Leiden 1993; *R. Bartelmus*, Art. šāmajim, *ThWAT* 8, 1994, 204-239.
Zur Šeol/Hölle: *J. Schreiner*, Zur Eschatologie in der Zeit zwischen den Testamenten, in: HDG IV/7a, 1986, 32-43, bes. 37-41; *Th. Podella*, Grundzüge alttestamentlicher Jenseitsvorstellungen. Šeol, in: BN 43, 1988, 70-89; *L. Wächter*, Art. š^{e}`ol, *ThWAT* 7, 1990-93, 901-910; *R. Bauckham*, Art. Hades/Hell, *Anchor Bible Dictionary* 3, 1992, 14f; *D.F. Watson*, Art. Gehenna, *Anchor Bible Dictionary* 2, 1992, 926-928; *H. Vorgrimler*, Geschichte der Hölle, München 1993.
Zum Fegefeuer: *C. Spicq*, Art. Purgatoire, *DBS* 9, 1979, 555-565; *E. Koch*, Art. Fegfeuer, *TRE* 11, 1983, 69-78; *J. Le Goff*, Die Geburt des Fegefeuers, Stuttgart 1984.

lagen aus dem königszeitlichen Juda zur Sprache, und schließlich wende ich mich der Weiterentwicklung dieser Grundlagen von der nachexilischen bis in die frühchristliche Zeit zu.

1. Aspekte der Religionsgeographie

Wenn wir nach den biblischen Grundlagen des Themenkomplexes „Himmel-Hölle-Fegefeuer" fragen, dann bewegen wir uns in einem bestimmten Sektor religionsgeschichtlicher Forschung, der Religionsgeographie. Diese hilft uns zu einer ersten Strukturierung der Fragestellung nach den Gesichtspunkten „Mythologisierung des Raumes" und „Rekonstruktion einer *mental map*".

Als Kinder der Aufklärung wissen wir seit I. Kant, daß Raum und Zeit Anschauungen des Verstandes sind. Weniger bekannt ist das Phänomen der Mythologisierung des Raumes, mit dem sich die Religionsgeographie befaßt. Es geht dabei um die „Besetzung des Raumes mit mythischen Konnotationen".[2] Diese Besetzung äußert sich etwa in Kosmologien und in der Zuordnung von Göttern und Dämonen zu bestimmten Bereichen.[3]

Bei der *mental map* geht es um die Wahrnehmung einer Landschaft als mythologisch konnotiert. Die *mental maps* sind gewissermaßen die Kategorien oder Filter, an denen sich die Raumwahrnehmung orientiert bzw. mittels derer sie durchlässig ist.[4] Es gibt bislang wenig Vorarbeiten zur Rekonstruktion einer *mental map* der antiken judäischen Religion. Generell werden für nordwestsemitische Religionen zwei Grundmuster einer *mental map* herausgestellt. Es handelt sich dabei um ein vertikales sowie um ein horizontales Modell:[5]

Vertikales Modell: Die Götter wohnen oben, die Menschen auf der Erde und die Toten befinden sich unterhalb der Erde (dreistöckiges Weltmodell).

---

2 B. Pongratz-Leisten, Ina Šulmi Īrub. Die kulttopographische und ideologische Programmatik der *akītu*-Prozession in Babylonien und Assyrien im 1. Jahrtausend v.Chr. (Baghdader Forschungen 16), Mainz 1994, 15.

3 Vgl. ebd.

4 Vgl. dazu *K. Hoheisel*, Art. Religionsgeographie, *HRWG 1*, 1988, 108-120, hier 118.

5 Vgl. zum Prinzip auch *N. Wyatt*, Sea and Desert: Symbolic Geography in West Semitic Religious Thought, in: UF 19, 1987, 375-389, hier 378.

Horizontales Modell: Konstitutiv ist eine Plattform, auf der sich wie eine Stadt alles in der Mitte zentriert; an den Rändern wird sie zur Wüste, umgeben vom Ozean und dem Bergland. Hier liegen die Bereiche von Tod und Chaos.

Was in der Theorie auf zwei Grundmodelle reduziert wird, findet sich in den Texten allerdings nicht so sauber voneinander unterschie-

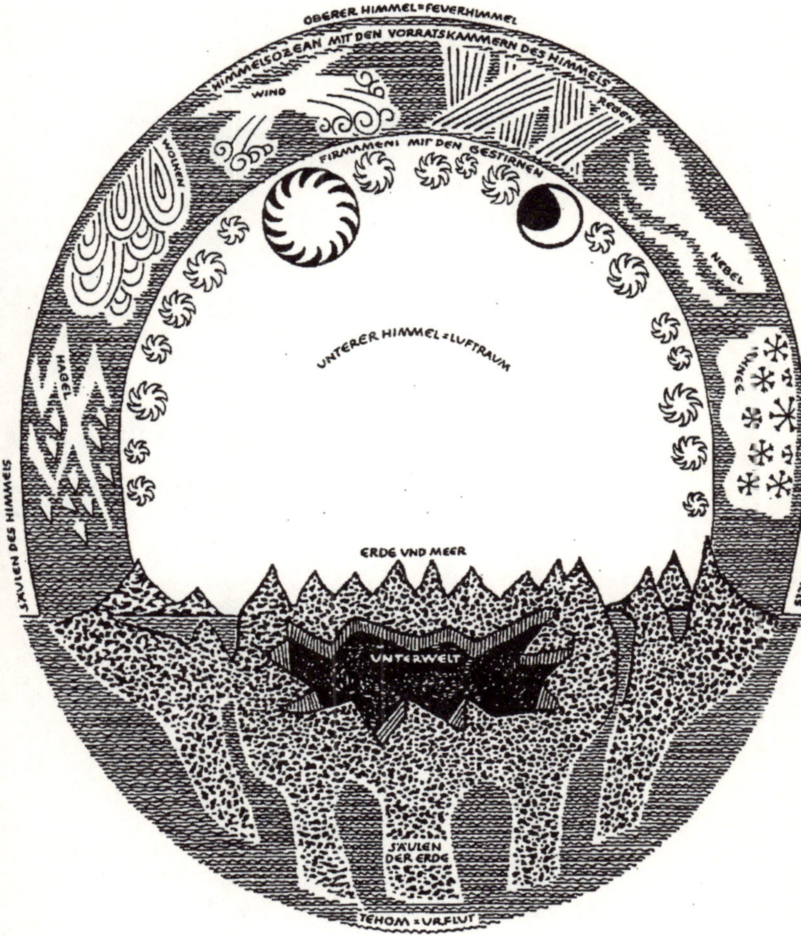

Abb. 1 (aus: *O. Keel*, Die Welt der altorientalischen Bildsymbolik und das Alte Testament, Zürich-Neukirchen-Vluyn ²1980, 48 Abb. 57.)

den. Es ist vielmehr so, daß sich die Modelle gegenseitig durchdringen, so daß es aus diesem Grunde unberechtigt wäre, das bei Alttestamentlern beliebte vertikale Modell als *das* alttestamentliche Weltbild auszugeben (Abb. 1). Genauso falsch aber wäre es, sich exklusiv auf das horizontale Modell zurückzuziehen. Hiergegen spricht schon allein die Einsicht, daß es ein atl. Weltbild nicht gibt,[6] sondern ein solches aus recht unterschiedlichen Texten von modernen Forschern erst rekonstruiert wird. Bei diesen modernen Rekonstruktionen ergibt sich, auch wenn sie kritisch sind, als zusätzliches Problem, daß zwi-

Raumverständnis in Mesopotamien im 1. Jahrtausend

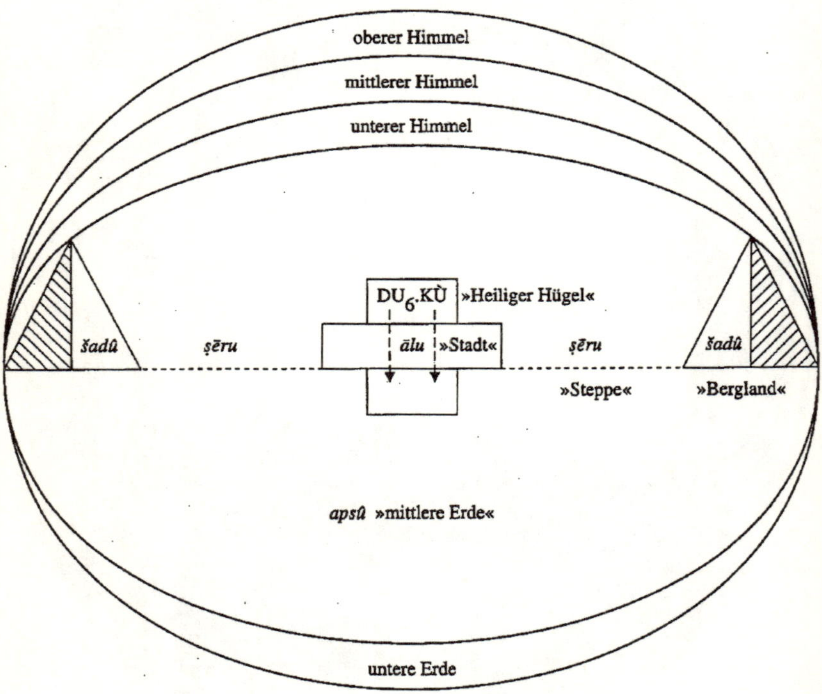

Abb. 2 (aus: *Pongratz-Leisten*, Programmatik 36 Abb. 5.)

[6] Vgl. dazu *Houtman*, Himmel 283-299.

schen vor- und nachexilischen Traditionen zu wenig unterschieden wird.[7]

Der innere Zusammenhang von vertikaler und horizontaler Ebene wird wohl noch besser betont, wenn man nicht von zwei Modellen, sondern von zwei Achsen innerhalb eines Betrachtungssystems spricht.[8] (Abb. 2). Je nach Betrachtungs- bzw. Darstellungsweise kommt entweder die vertikale oder die horizontale Achse in den Blick.

Für unsere Fragestellung werden sich beide Achsen als wichtig erweisen. Es ist allerdings zu sehen, daß sich gerade die vertikale, dreistöckige Achse so in keinem atl. Text findet, sondern aus Indizien unterschiedlicher Texte rekonstruiert wird. Hingegen wird in der Forschung der horizontale Aspekt zumeist übersehen. Dabei ist die horizontale Achse tatsächlich von größerer Relevanz, weil sie der Alltagswirklichkeit eines Bewohners etwa des königszeitszeitlichen Jerusalem angepaßt ist.

Bei dieser hier zugrundegelegten Betrachtungsachse ist ein weiterer Unterschied, der von Stadt und Umland, zu berücksichtigen. Dieser Unterschied findet sich in Mesopotamien, aber auch in Juda und Israel belegt.[9] Hiermit sind die Gegensatzpaare von Innen und Außen, Ordnung und Nichtordnung, Rein und Unrein u.a.m. evoziert. Trennendes Element zwischen beiden Bereichen ist die Stadtmauer, deren Tore daher durch Kultstatuen geschützt werden und die auch den Ort des Gerichtes darstellen.[10] Für das Beispiel Jerusalem läßt sich dies noch weiter präzisieren: Der Tempelbereich ist heilig, alles Unreine ist von hier fernzuhalten. Die Stadt um den Tempel herum ist grundsätzlich rein, bzw. jeweils zu reinigen. Ansteckende Unreinheit darf sich hier nicht aufhalten. Diese wird vielmehr in den Bereich *außerhalb* der

---

[7] Vgl. dazu die Versuche von *O. Keel*, Das sogenannte altorientalische Weltbild, in: BiKi 40, 1985, 157-161, bes. 161 Abb. 14 und von *I. Cornelius*, The Visual Representation of the World, in: JNWSL 20, 1994, 193-218, bes. 203.218 Abb. 10.

[8] Vgl. *Pongratz-Leisten*, Programmatik 35.

[9] Vgl. zu Mesopotamien *Pongratz-Leisten*, Programmatik 18-21. 25-36; vgl. zu Juda und Israel *S. Talmon* Art. midbār, *ThWAT* 4, 1982-84, 660-695, bes. 690f; *E. Otto*, Art. ᶜîr, *ThWAT* 6, 1987-89, 56-74, bes. 71f; ders. Art. šaᶜar, *ThWAT* 8, 1994, 358-403, bes. 392f; *G. Wallis*, Art. śādaeh, *ThWAT* 7, 1990-93, 709-718.

[10] Vgl. dazu *Pongratz-Leisten*, Programmatik 18f. 25. 31.

Stadt verbannt (Abb. 3).[11] Am deutlichsten wird diese Konzeption in der Tempelvision Ezechiels (Ez 40-48), den Lager- (Num 1-9) und Reinheitsgesetzen (Lev 11-15) der Priesterschrift, sowie dem Ritual des Versöhnungstages (Lev 16) und dem Heiligkeitsgesetz (Lev 17-26). Darüber hinaus ist generell an die Bezeichnung des Tempels als *qodeš* oder *miqdaš* (Heiligtum) und seiner Götternische als *qodeš qodašim* (Allerheiligstes) zu erinnern.[12]

Schaut sich ein präsumtiver Jerusalemer in seiner Stadt um, so sieht er als Wohnort JHWHs den Tempel und als Wohnort der Lebenden die Häuser *innerhalb* der Stadtmauern. Als Wohnort der Toten sieht er die Gräber *außerhalb* der Stadt. Auf allen vier Seiten war das königszeitliche Jerusalem von Nekropolen umgeben. So westlich und südlich der Stadt im Hinnomtal, östlich in Silwan und nördlich

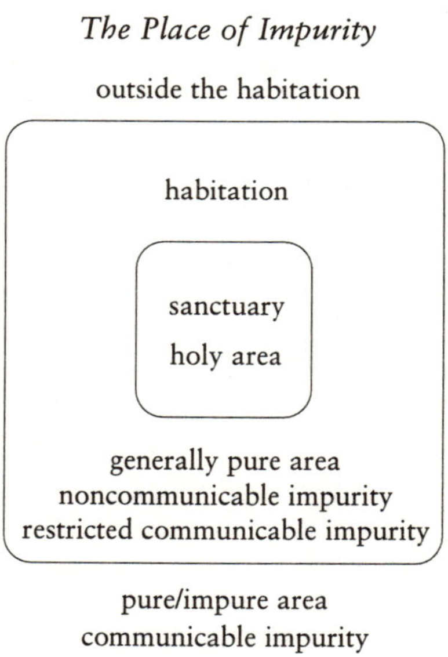

Abb. 3 (aus: *Wright*, Disposal 247 Abb. 9.2.)

[11] Vgl. *D.P. Wright*, The Disposal of Impurity (SBL. DS 101), Atlanta 1987, 231-247.

[12] Vgl. dazu *C.B. Costecalde/H. Cazelles*, Art. Sacré (et Sainteté) II, *DBS 10*, 1985, 1393-1432; *W. Kornfeld/H. Ringgren*, Art. qdš, *ThWAT 6*, 1987-89, 1179-1204.

außerhalb des heutigen Damaskustors (Abb. 4). Eine signifikante Ausnahme dazu bilden die Königsgräber in der Davidstadt. Damit ergibt sich folgende *mental map* eines antiken Jerusalemers der Königszeit:

Der Tempel ist ein Abbild des Kosmos; der Götterberg, auf dem JHWH thront. Um ihn herum wohnen die Menschen. Der Bereich der

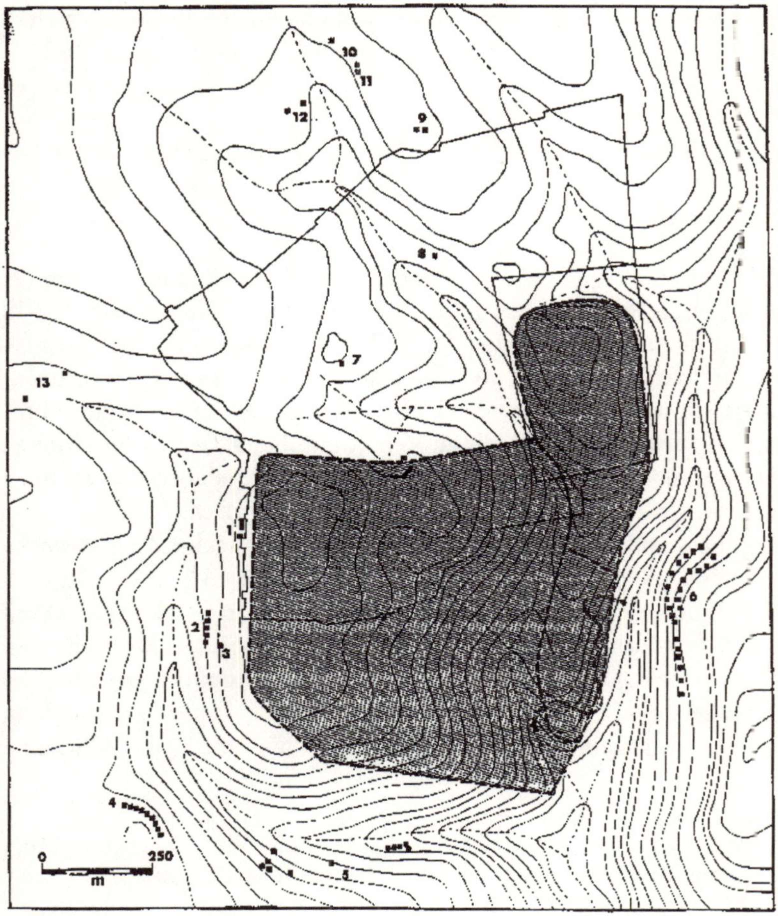

Abb. 4: Die Nekropolen im Umkreis von Jerusalem zur Zeit des Ersten Tempels (aus: *M. Broshi / G. Barkay / S. Gibson*, Two Iron Age Tombs below the Western City Wall, Jerusalem, and the Talmudic Law of Purity, in: Cathedra 28, 1983, 17-32, hier 30.)

Toten liegt außerhalb des durch die Stadt markierten Ordnungsbereiches, er ist anhand der Gräber ersichtlich. Eine genaue Lokalisierung der Unterwelt muß in diesem Modell offen bleiben; sie scheint an die Nekropolen gebunden zu sein.[13]

Eine derartige Rekonstruktion der *mental map* vermag deutlichzumachen, daß es sich um ein horizontales Weltbild handelt. Vom Himmel oder einem unterirdischen Bereich ist in der Erfahrungswirklichkeit eines antiken Jerusalemers der Königszeit nicht die Rede.

2. Die Grundlagen im Juda der Königszeit

2.1 JHWH und der Himmel

Der terminus a quo für die Aussage von JHWHs Wohnen im Himmel läßt sich nicht genau festmachen. Schaut man zunächst auf mit JHWH vergleichbare Wettergötter (Baal, Teššub, Addu) in der Spätbronzezeit in Syrien-Palästina, so zeigt sich, daß diese auf Bergen thronen, über Himmelsphänomene gebieten und z.T. als „Herren des Himmels" auftreten können. Eine Verortung dieser Götter im Himmel erfolgt nur teilweise, eine Aussage darüber, ob sie andauernd im Himmel thronen, wird in den Texten jedoch nicht getroffen.[14]

Hierzu bildet auch der Wettergott JHWH zunächst keine Ausnahme. Wie wir aus außerbiblischen[15] und atl. (Dtn 33,2; Ri 5,4f; Hab 3,3) Quellen wissen, wird die Herkunft des Gottes JHWH mit dem Land Seir/Edom, d.h. einem Gebirgsland im Süden Palästinas, in Verbindung gebracht. Auch im Falle JHWHs ist eine Verortung im Himmel zunächst nicht nachzuweisen. Für die weitere Entwicklung ist nun aufschlußreich, daß sich für Juda ab dem 8. Jh.v.Chr. eine

---

[13] Vgl. Ps 49,12-16; Jes 14,13-19.

[14] Vgl. dazu demnächst H. Niehr, Zu Herkunft und Vorgeschichte des Gottes Baalšamem, in: IV Congreso Internacional de Estudios Fenicios y Púnicos, Cádiz 1995 [im Druck].

[15] Vgl. dazu *M. Görg*, Jahwe – ein Toponym?, in: BN 1, 1976, 7-14, jetzt in: *Ders.*, Beiträge zur Zeitgeschichte der Anfänge Israels (ÄAT 2), Wiesbaden 1989, 180-187; *E. Edel*, Die Ortsnamenlisten in den Tempeln von Aksha, Amarah und Soleb im Sudan, in: BN 11, 1980, 63-79; E.A. Knauf, Midian (ADPV), Wiesbaden 1988, 43-63.

Solarisierung JHWHs zeigt.[16] Dazu tritt die Ausstattung JHWHs mit einem Himmelsheer, sein Gebieten über meteorologische Phänomene und den Himmel, an dem er entlangfährt.[17]

Was die Jerusalemer Tempeltheologie angeht, so ist ihr maßgebliches Theologumenon in der Rede von JHWH als dem Cherubenthroner zu sehen. Hierdurch tritt seine Verortung im Jerusalemer Tempel als seiner Wohnstatt in den Vordergrund.[18] Eine Bindung des Tempels an den Himmel im Sinne einer Identität oder Entsprechung von irdischem und himmlischem Heiligtum ist erst für die nachexilische Zeit, d.h. für den Zweiten Tempel nachweisbar.[19]

Auf die sekundäre Rolle des Himmels für die Lokalisierung des Gottes JHWH im frühkönigszeitlichen Juda verweist auch die Statistik der Šamajim-Belege im Alten Testament: „In älterer Zeit spielte der Himmel im Denken Israels offenbar nur eine geringe Rolle, erst mit dem Dtn bzw. der Literatur der Exilszeit (DtJes) wurde der Himmel zu einem wichtigen Gegenstand des theologischen Interesses; mit dem letzten Buch des at.lichen Kanons (*sc. Daniel, H.N.*) ist er dann quasi in den Mittelpunkt des theologischen Denkens gerückt, wo er – im christl. Bereich bestärkt durch Mt 6,9 – bis ins 20. Jh. hinein verblieb."[20]

Ein verbreitetes Wissen darum, daß JHWH im Himmel thront, läßt sich für Juda wohl erst nach der Katastrophe von 586 v. Chr. aufzeigen.[21] Das heißt, die Verortung JHWHs im Himmel ist wohl erst eine Reaktion auf die Zerstörung des Tempels, also eine Reaktion auf das Verschwinden der irdischen Wohnstatt JHWHs in Juda. Hier stößt der königszeitlich belegbare Himmelsbezug JHWHs zu einem weiteren Punkt vor: Man geht immer mehr aus von einer Präsenz JHWHs

---

[16] Vgl. zuletzt *B. Janowski*, JHWH und der Sonnengott. Aspekte der Solarisierung JHWHs in vorexilischer Zeit, in: *J. Mehlhausen* (Hrsg.), Pluralismus und Identität, München-Gütersloh 1995, 214-241.

[17] Vgl. dazu *Houtman*, Himmel 324-328; *Bartelmus*, Art. šāmajim 209f.

[18] Vgl. *B. Janowski*, Keruben und Zion, in: *D.R. Daniels/U. Gleßmer* (Hrsg.), FS *K. Koch*, Neukirchen 1991, 231-264.

[19] Vgl. *B. Ego*, Im Himmel wie auf Erden (WUNT 2/34), Tübingen 1989, 171.

[20] *Bartelmus*, Art. šāmajim 208.

[21] Vgl. zu den Texten *Houtman*, Himmel 328-350; *Reddish*, Art. Heaven 90f.

im Himmel. Für diese Argumentation sprechen auch zwei neue theologische Aussageweisen der exilischen, bzw. der nachexilischen Zeit. Es handelt sich dabei zum einen um die Šem-Theologie der Deuteronomisten und andererseits um die Kabod-Theologie der Priesterschrift. Beiden Entwürfen zufolge thront JHWH im Himmel, seine Anwesenheit auf Erden ist gesichert durch seinen Namen (Šem), bzw. seine Herrlichkeit (Kabod), die er im Tempel von Jerusalem wohnen läßt.[22]

2.2 Die Šeol als Ort der Toten

Aus den vielen Aspekten des Unterweltlebens in den Vorstellungen des antiken Juda interessieren uns hier die Fragen nach der Lage der Šeol und nach ihrer Bevölkerung.

Die Lage der Šeol ist religionsgeographisch nicht einfach als „unterhalb der Erde" anzugeben, da das vertikale Modell eben die Šeol nicht nennt. Die atl. Schöpfungstexte kennen zudem keine Erschaffung der Unterwelt. Sie ist somit in den kosmologischen Entwürfen nicht berücksichtigt. Als ein erstes Indiz für ihre Lokalisierung kann festgehalten werden, daß als Terminus technicus neben Šeol in den nordwestsemitischen Texten auch *'aeraeṣ* verwendet wird (Ps 44,26; 143,3 u.ö.). In einigen Texten läßt sich nicht genau sagen, ob hiermit die Erde oder die Unterwelt gemeint ist. Allgemein ist festzuhalten: „Grab, Ozean und Wüste sind also diejenigen Phänomene der sichtbaren Welt, in denen sich das den Lebendigen sonst unsichtbare Totenreich manifestiert."[23] Und weiter: „Grab, Ozean und Wüste gehören zum Totenreich, ohne doch selbst mit ihm identisch zu sein. Wer einen dieser Räume betritt, kommt in den Machtbereich des Todes. Das Schicksal der Toten erwartet ihn dort nicht weniger als im Totenreich selbst."[24]

Die Lokalisierung der Šeol als unter der Erde befindlich, basiert auf ihrer Opposition zum Himmel (Ps 139,7-10; Jes 7,11; Am 9,1-3;

---

[22] Vgl. dazu *T.N.D. Mettinger*, The Dethronement of Sabaoth (CB.OT 18), Lund 1982.

[23] *C. Barth*, Die Errettung vom Tode in den individuellen Klage- und Dankliedern des Alten Testamentes, Zürich ^{2}1987, 87; vgl. auch ebd. 80-91.

[24] *Barth*, ebd. 88.

Ijob 11,8) sowie auf der Verbindung der Šeol mit den Gräbern. Es ist jedoch bei der Frage nach der Lokalisierung der Šeol noch ein anderer Aspekt zu berücksichtigen. Wichtig ist, daß im eisenzeitlichen Juda die Gräber außerhalb der Städte liegen.[25] Das heißt, die Gräber als Zugänge zur Unterwelt liegen jenseits des geordneten Bereiches der Stadt, also im Bereich der Antiordnung. Dieser Sachverhalt ist, wie schon gesehen, genauso in Jerusalem gegeben; auch hier liegen die eisenzeitlichen Gräber außerhalb der Stadt und umgeben sie von allen Seiten (Abb. 4).

Jerusalem bietet jedoch im Vergleich zu allen anderen Städten Judas noch eine markante Ausnahme zu dieser Regel. Bei dieser Ausnahme handelt es sich um die königliche Nekropole in der Davidstadt. Die königliche Nekropole liegt deshalb im Bereich der Stadt, weil es einen königlichen Totenkult gibt, auf dessen Relevanz für unsere Fragestellung im nächsten Abschnitt noch einzugehen ist.

Bei der Frage nach der Bevölkerung der Šeol ist zu sehen, daß für alle Menschen nach ihrem Tode das Los einer Weiterexistenz in der Šeol zutrifft. Dieses Los gilt ohne Unterschied für alle Menschen, ungeachtet ihrer Verdienste oder ihrer Schuld.

Trotzdem bleibt auch in der Unterwelt der soziale Rang der Menschen erhalten, eine Sichtweise, die sich besonders in Mesopotamien,[26] aber auch in Juda nachweisen läßt. Einige atl. Texte lassen dementsprechend eine soziale Differenzierung der Menschen in der Šeol erkennen. So gibt es in ihr Könige, *rephaim, 'elohim* und einfache Tote (1Sam 28,3-25; Jes 14,1-21; Ez 32,17-32).

Ein Bezug zwischen JHWH und den Toten ist nicht erkennbar, ein Problem, welches in Ps 6,6; 88,11-13; 115,17 reflektiert wird. Eine grundsätzliche Ausnahme dazu bildet der königliche Totenkult, der die Vergöttlichung von verstorbenen Königen kennt. Gelegentlich wird auch von einfachen Menschen JHWHs Treue über den Tod hinaus erhofft (Ps 49,8f.16; 73,23-26).

---

25 Vgl. zur Übersicht *H. Weippert*, Palästina in vorhellenistischer Zeit (Handbuch der Archäologie. Vorderasien II/I), München 1988, 484-492; *E. Bloch-Smith*, Judahite Burial Practices and Beliefs about the Dead (JSOT.S 123), Sheffield 1992).

26 Vgl. B. Groneberg, Zu den mesopotamischen Unterweltsvorstellungen: Das Jenseits als Fortsetzung des Diesseits, in: Altorientalische Forschungen 17, 1990, 244-261.

2.3 Auswertung und Überleitung

Für das königszeitliche Juda läßt sich festhalten, daß JHWH erst sukzessive einen Himmelsbezug erhält. Dies geschieht über seine Solarisierung und seine Macht über metereologische Phänomene. JHWH wohnt im Tempel auf dem Berg Zion.

Im Vorangehenden konnte der Eindruck entstehen, als befänden sich der Sitz JHWHs und der Ort der Toten ohne Bezug zueinander, wobei diese auch als Gegensatz von Rein und Unrein verstanden wurden. Eine derartige Sicht ist allerdings nicht berechtigt, da eine mythische Vorstellung besagt, daß die Unterwelt am Fuße des Götterberges lokalisiert sei. Diese Auffassung findet sich erstmals in Ugarit belegt, wo der Sitz des Gottes El auf dem Hermon und die Unterwelt im Bašan gedacht wird.[27] In Juda war diese Vorstellung auch bekannt, wie die Verortung der *rephaim* als Volk der Vorzeit im Bašan zeigt.[28]

Diese Konzeption der Verbindung von Göttersitz und Unterwelt wurde nach Jerusalem transponiert, wo sie sich, wie noch zu zeigen bleibt, am Zion und im Hinnomtal lokalisiert findet.

3. Weiterentwicklungen von der nachexilischen bis in die christliche Zeit

In nachexilischer Zeit vollzieht sich eine Verschiebung bzw. Ausweitung der theologischen Konnotationen der Bereiche Himmel und Šeol: Die Gerechten rücken in die Nähe JHWHs nach ihrem Tode, die Šeol bleibt somit nur den Frevlern vorbehalten und wird deswegen zur Hölle.

3.1 Der Himmel als Ort der Gerechten

Eine Entrückung von Menschen zu JHWH wird im Alten Testament von einigen Personen ausgesagt. Dies gilt zum einen für Henoch (Gen 5,24; vgl. Sir 44,16) und für Elija (2 Kön 2,1-11; vgl. Mal 3,23f; Sir

[27] Vgl. G. del Olmo Lete, Bašan o el 'infierno' cananeo, in: Studi epigrafici e linguistici 5, 1988, 51-60.

[28] Vgl. Dtn 1,4; 3,11.13; 9,10; Jos 12,4; 13,12.30f u.ö.

48,9-12; Mt 11,14; Mk 9,13). Diese beiden sterben nicht, sondern werden zu JHWH aufgenommen, wobei im Falle des Elija verdeutlicht wird, daß er in den Himmel gelangt. Diese für uns in ihren Grundzügen rätselhaften Aussagen[29] über die Aufnahme von Menschen in den Himmel versteht man besser auf dem Hintergrund der Tatsache, daß der Übergang von Erde und Himmel auf verschiedene Weise für besonders ausgezeichnete Menschen offen ist: So können Menschen an der Beratung des himmlischen Thronrates JHWH teilnehmen (1 Kön 22,19-22; Jes 6; Jer 23,18-22), bzw. JHWH schauen (Ex 24,9f; Jes 6,1.5; Ez 1; Dan 7).

Ein zweites und in der Forschung bislang kaum herangezogenes Glied dafür, daß Tote in Verbindung zu JHWH stehen, muß in den sakralen Aspekten des Königtums und im königlichen Totenkult gesehen werden. Ist schon der lebende König als Sohn der Gottheit eng mit JHWH verbunden,[30] so zeigt sich bei den Königen eine über den Tod hinaus währende Bindung zu JHWH. Diese ist im Falle der Könige Judas dadurch gekennzeichnet, daß die verstorbenen Könige ihre Nekropole in der Stadt, vielleicht sogar in der Nähe des Tempels haben. Dies ergibt sich aus der Nennung ihres Bestattungsortes in der Davidstadt, worunter nicht das Areal der gesamten Stadt, sondern der Palast und Tempel umfassende Bereich zu verstehen ist.[31] Des weiteren werden die Könige nach ihrem Tode vergöttlicht[32] und empfangen Totenopfer.[33]

---

29 Vgl. *A. Schmitt*, Entrückung-Aufnahme-Himmelfahrt (fzb 10), Würzburg ²1976; ders., Zum Thema „Entrückung" im Alten Testament, in: BZ NF 26, 1982, 34-49.

30 Vgl. dazu *T.N.D. Mettinger*, King and Messiah (CB. OT 8), Lund 1976, 254-293; *B. Lang*, Der vergöttlichte König im polytheistischen Israel, in: *D. Zeller* (Hrsg.), Menschwerdung Gottes – Vergöttlichung von Menschen (NTOA 7), Freiburg-Göttingen 1988, 37-59.

31 Vgl. 1Kön 2,10; 11,43; 14,31; 15,8.24; 22,51; 2Kön 8,24; 9,28; 12,22; 14,20; 15,7.38; 16,20 und dazu *J.P. Floß*, Jerusalem und die Davidstadt. Entwicklung einer Ortsbezeichnung, in: *F. Hahn* e.a. (Hrsg.), Zion – Ort der Begegnung. FS *L. Klein* (BBB 90), Bodenheim 1992, 413-437.

32 Vgl. 1Sam 28,13; 2Sam 12,16 und dazu *H. Niehr*, Ein unerkannter Text zur Nekromantie in Israel, in: UF 23, 1991, 301-306.

33 Vgl. Ez 43,7.9; und dazu *P. Maiberger*, Art. paegaer, *ThWAT* 6, 1987-89, 508-514, bes. 512-514; *D. Bodi*, Les expressions *pgry mlkyhm* dans Ez 43,7b.9 et *pgry glwlykm* dans Lev 26,30 à la lumière des termes

Genauere Aspekte der Verbindung verstorbener Könige zu JHWH lassen sich aus judäischen Quellen leider nicht beibringen. Zieht man zu diesem Punkt außerbiblische Quellen der Umwelt Judas heran, so wissen wir, daß die Beopferung des Staatsgottes und der verstorbenen Könige gleichzeitig stattfand. Dies ist in Nordsyrien für die Aramäerstaaten von Sam'al und Tell Halaf gut belegt.[34] Für Sam`al hat M.S. Smith davon gesprochen, daß der so beopferte verstorbene König mit der Gottheit „,in heaven'" sei.[35]

Einen entscheidenden Umbruch bringen die Weisheit und die Apokalyptik mit der Frage der Vergeltung, die sich seit dem Exil zusehends weniger befriedigend mit der Annahme eines innerweltlichen Tun-Ergehen-Zusammenhangs beantworten ließ. F. Nötscher stellt deshalb als Konsequenz aus der Vergeltungsproblematik fest: „Das Vergeltungsproblem aber drängte zum Individualismus, der Individualismus führte dazu, die Lösung in Bezug auf den Einzelnen im Jenseits zu suchen."[36] Insofern muß es im Jenseits eine Vergeltung geben, die zwischen Gerechten und Ungerechten scheidet und ihnen einen unterschiedlichen Lohn bzw. eine Strafe zukommen läßt (vgl. 2Makk 6,26; 7,9.11.14.23.29.36). Die Konsequenzen dieser Theologie werden in zwei atl. Texten besonders gut deutlich.

Die zwischen dem 4. und dem Ende des 3. Jh.v.Chr. verfaßte Jesaja-Apokalypse (Jes 24-27) läßt nach Jes 26,13f.19 die Frevler nach ihrem Ableben totbleiben, während die Gerechten aus dem Erdenstaub zum Leben erwachen werden.

Dan 12,1-3 berichtet hingegen von einer Auferstehung aller Verstorbenen, diese hat aber zwei Konsequenzen: Die Frevler werden erweckt, um ihre Strafe zu empfangen (v 2); die aufgrund ihres Le-

---

akkadiens *pagrû(m)/pagrā`(um)* et *maliku(m)* des textes de Mari: *Th. Römer* (Hrsg.), Lectio difficilior probabilior? FS *F. Smyth-Florentin* (DBAT.B 12), Heidelberg 1991, 87-101.

34 Vgl. *H. Niehr*, Zum Totenkult der Könige von Sam'al im 9. und 8. Jh. v.Chr., in: Studi epigrafici e linguistici 11, 1994, 57-73.

35 *M.S. Smith*, Mythology and Myth-making in Ugaritic and Israelite Literature, in: *G.J. Brooke* e.a. (Hrsg.), Ugarit and the Bible (UBL 11), Münster 1994, 293-341, hier 308 Anm. 58.

36 *F. Nötscher*, Altorientalischer und alttestamentlicher Auferstehungsglauben, Würzburg 1926 = Darmstadt 1970, 215.

benswandels Gerechten werden an den Himmel versetzt, wo sie leuchten wie die Sterne (vgl. äthHen 104,2.4).

Die klare Aussage, daß Menschen aufgrund ihrer Verdienste nach ihrem Tode in den Himmel gelangen, findet sich erst im Neuen Testament bzw. in der zwischentestamentlichen Literatur. So wird dies im Neuen Testament nahegelegt an Stellen wie 1 Thess 4,13-18; 2 Kor 5,1-10. Man vergleiche damit auch die Stellen, die von einem Lohn im Himmel (Mt 5,12; Lk 6,23), vom Schatz im Himmel (Mt 6,20; Lk 12,33), vom Namen im Himmel (Lk 10,20) und vom himmlischen Gastmahl (Mt 8,11; Lk 13,28f) berichten. Aus der außerbiblischen zwischentestamentlichen Literatur sind als Stellen heranzuziehen syrBar (51,9-12), Flavius Josephus (Bellum Judaicum III 374f), äthHen (104,2-6) und 4 Esra 7. Wo jeweils der Himmel angesetzt wird, ist in den Texten nicht deutlich. So denken einige Texte der zwischentestamentlichen Literatur an die Erde insgesamt, an Palästina speziell, oder an Jerusalem.[37]

Die Ansetzung des Himmels in Jerusalem wird besonders betont in der Vision des Neuen Jerusalem (Apk 21,1-22,5). Diese Stadt kommt herab vom Himmel, Gott wohnt in ihr unter den Menschen und der Tod wird nicht mehr sein (Apk 21,2-5.10). Gott ist selbst ihr Tempel (Apk 21,2), nichts Unreines, sondern nur die im Buche des Lebens Verzeichneten werden in sie hineinkommen (Apk 21,27) und diese werden Gott schauen (Apk 22,4).

Allerdings ist das himmlische Jerusalem nicht einfach identisch mit dem irdischen. Dies zeigt sich auf jüdischer Seite bei Philo von Alexandrien,[38] auf christlicher Seite in diversen ntl. Texten. Für diese ist wichtig, daß sich das Christentum von dem an das irdische Jerusalem gebundenen Judentum durch den Bezug auf ein himmlisches Jerusalem abgrenzt. Damit kommt zugleich ein universaler Zug zum Tragen.[39]

---

[37] Zu den Belegen und ihren Deutungen vgl. *Schreiner*, Eschatologie 38f; *H.C. Cavallin*, Leben nach dem Tode im Spätjudentum und frühen Christentum, in: ANRW II 19/1, 1979, 240-345; *J. Schlosser*, Die Vollendung des Heils in der Sicht Jesu: *H.-J. Klauck* (Hrsg.), Weltgericht und Weltvollendung (QD 150), Freiburg 1994, 54-84, bes. 72-74.

[38] Vgl. dazu *H.-J. Klauck*, Die heilige Stadt. Jerusalem bei Philo und Lukas, in: *Ders.*, Gemeinde. Amt. Sakrament, Würzburg 1989, 101-129, bes. 112-114.

[39] Vgl. dazu *K. Berger*, Theologiegeschichte des Urchristentums, Tübingen 1994, 371. 396f. 548f.

3.2 Von der Šeol zur Hölle

In einem Auferstehungskonzept, demzufolge alle Verstorbenen zum Gericht wiedererweckt werden (Dan 12,1-3; äthHen 22; 102,4-104,5), wird die Šeol von ihren Bewohnern leer hinterlassen (äthHen 51,1). Insofern steht die Šeol für eine neue Zweckbestimmung offen: Sie wird zum Aufenthaltsort der Verdammten, d.h. zur Hölle.

In Entsprechung zum Versuch, den Aufenthaltsort der Gerechten bei JHWH im Himmel oder im Paradies zu lokalisieren, versuchte man auch die Šeol zu lokalisieren.Auch hierbei reicht die einfache Auskunft, daß die Šeol unterhalb der Erde liegt, nicht aus. In Jerusalem führt dies dazu, daß das Hinnomtal, hebräisch *ge'bene hinnom*, jetzt im ntl. Griechisch zu *gehenna* univerbiert wurde. Dabei läßt sich gleichzeitig eine andere inhaltliche Füllung dieses Terminus aufzeigen. Es handelt sich beim ntl. *gehenna* nicht mehr nur um den Ort der Toten, sondern um den Ort der Verdammten, d.h. die Hölle (vgl. Mt 5,22.29f; 10,28; 18,9; 23,15.33; Mk 9,43.45.47; Lk 12,5; Jak 3,6). Die Frage nach der Lokalisierung der *gehenna* spielt in den ntl. Texten praktisch keine Rolle mehr.[40]

Eine ausführliche Beschreibung dieses Tales liegt in äthHen 26-27 vor. Hierin findet sich besonders deutlich die Nebeneinanderordnung von Götterberg und Tal der Verdammten. Im Hintergrund dieser Vorstellung steht die horizontale Betrachtungsachse mit dem Nebeneinander von JHWHs Sitz und der Unterwelt.

Die Lokalisierung der als Hölle gedachten Šeol im Hinnomtal erklärt sich aufgrund einer bestimmten Konstellation: Es geht um die Verschränkung eines mythischen mit einem empirischen Datum.

Der schon vorgestellte mythische Ansatz besagt, daß die Unterwelt am Fuße des Götterberges lokalisiert ist. Bei der Konzeption des Zion als Göttersitz mußte noch ein entsprechender Haftpunkt für die Šeol gefunden werden. Dazu bot sich das Hinnomtal an, welches westlich von Jerusalem liegt und in dem während der Königszeit Opfer für den Unterweltsgott Mlk dargebracht worden waren. Hier wird auch das Tophet von Jerusalem lokalisiert.[41] Neben dem Hinnomtal lag auch

---

[40] Vgl. *Schlosser*, Vollendung 80f.

[41] Vgl. *G.C. Heider*, The Cult of Molech (JSOT.S 43), Sheffield 1985, 346-352; *J. Day*, Molech: A God of Human Sacrifice in the Old Testament, Cambridge 1989, 15-28.

das Tal der *rephaim*.[42] Zudem ist das Hinnomtal nach Jer 19 (vgl. noch 7,29-34) der Gerichtsort für die Verfehlungen Jerusalems und der Westen steht im Alten Orient für den Zugang zur Unterwelt.[43]

Die Opfer für den Unterweltsgott Mlk werden im Alten Testament mit einem Feuerritus in Verbindung gebracht, woraus die spätere Vorstellung vom Höllenfeuer im Tale Hinnom abgeleitet ist.[44]

Bei dieser Lokalisierung der Šeol/Hölle im Hinnomtal ist noch einmal darauf zu verweisen, daß das Hinnomtal außerhalb der Stadtmauer, d.h. im Bereich der Nichtordnung liegt und es zudem eine der großen Nekropolen Jerusalems beherbergt.[45]

In Analogie zur Struktur der himmlischen Herrschaft wird nun auch die Hölle mit Herrschaften ausgestattet. An ihre Spitze wird der Satan[46] gesetzt, ursprünglich ein himmlisches Wesen mit Anklägerfunktion (Ijob 1-2; vgl. Sach 3; 1 Chr 21,1; Lk 10,18; Apk 12,7-12). In der Septuaginta wird aus dem Satan der Diabolos. Desweiteren kennt das Neue Testament einen Beelzebul als Obersten der Diaboloi (Mt 10,25; 12,24.27; Mk 3,22; Lk 11,15.18f). Dieser Dämonenname geht zurück auf aramäisch be^{c}eldebaba` „Prozeßgegner" (= Satan).[47]

3.3 Auswertung

Grundsätzlich läßt sich festhalten, daß es vereinzelte Kontakte von ausgewählten Menschen zum himmlischen Thronrat gab. Des weiteren konnte von einigen Menschen eine Aufnahme in den Himmel ausgesagt werden. Außerdem traten Einflüsse des königlichen Totenkults hinzu. JHWH rückte vollends in den Himmel ein. Von der Makkabäerzeit an brach sich der Gedanke der Befreiung der Gerechten aus der Šeol Bahn. Die Gerechten gelangten in den Himmel, wobei

42 Vgl. *Heider*, Cult 362; *R. Liwak*, Art. r^{e}pā'îm, *ThWAT* 7, 1990-93, 625-636, hier 636.

43 Vgl. *M.Th. Wacker*, Weltordnung und Gericht (fzb 45), Würzburg ²1985, 146-151.

44 Vgl. *Day*, Molech 52-55.

45 Vgl. *E. Bloch-Smith*, Judahite Burial Practices and Beliefs about the Dead (JSOT. S 123), Sheffield 1992, 223.234f.

46 Vgl. *P.L. Day*, An Adversary in Heaven (HSM 43), Atlanta 1988; *K. Nielsen*, Art. sātān, *ThWAT* 7, 1990-93, 745-751.

47 Vgl. Day, Adversary 151-159.

über dessen Lokalisierung noch nichts ausgesagt ist.Die Šeol wurde damit zum Ort der Verdammten und der Strafe, d.h. zur Hölle.

Für die ntl. Literatur ließ sich festhalten, daß die religionstopographische Komponente immer weniger betont wurde. Insofern geriet Jerusalem als Ort von Himmel und Hölle immer weiter aus dem Blickfeld. Die zunehmende Ablösung von der sakral und mythisch konnotierten Topographie Palästinas wurde kompensiert durch einen anwachsenden kosmischen Bezug. Dadurch kam es im christlichen Weltbild zu einer einseitigen Betonung der vertikalen Betrachtungsachse, bei der der Himmel oben und die Hölle unten ist.

4. Biblische Grundlagen der Fegefeuervorstellung?

In der heutigen Forschung wird deutlich betont, daß das Fegefeuer ein Produkt mittelalterlicher Theologie darstellt. Hier tritt erstmals das Wort Purgatorium auf. Voran gingen Erwägungen über einen Läuterungsort der Toten, die sich zum ersten Mal finden bei Theologen wie Clemens von Alexandrien und Origines um 200 n.Chr., Überlegungen, die weiterentwickelt wurden von Ambrosius, Augustinus und Hieronymus im 4./5. Jh. n. Chr. Die Vorstellung eines Fegefeuers als Läuterungsort oder Durchgangsort zur Aufnahme der Gerechten zu JHWH läßt sich atl. nicht belegen. Auch in ntl. Texten findet sich kein direkter Hinweis darauf, wenn auch sekundär einige ntl. Texte der späteren christlichen Fegefeuerlehre untergeschoben wurden, um somit eine biblische Basis hierfür zu erhalten (Mt 12,32; Lk 12,10; 1 Kor 3,10-15; 2 Tim 1,18).[48] Daß es zur Konzeption eines Fegefeuers in der mittelalterlichen Theologie kam, liegt wohl begründet im biblisch angelegten Dualismus von Himmel und Hölle. Diese klare Alternative von Himmel und Hölle sollte durch die Fegefeuerlehre abgemildert werden.[49]

Gegenüber der hier referierten und in der Theologie weitgehend rezipierten Sicht der Genese des Fegfeuers ist jedoch zu sehen, daß bereits antike außerbiblische Traditionen zu einer Vorstellung vom Fegfeuer hinführen.

---

[48] Vgl. dazu Spicq, Art. Purgatoire 559-565.

[49] Vgl. grundsätzlich *Koch*, Art. Fegfeuer; *Le Goff*, Geburt.

Als Grundlage hierfür ist die Vision des Totenbergs aus äthHen 22 zu nennen. In diesem Totenberg verbleiben die Seelen der Verstorbenen bis zum Gericht. Bei diesem Wartezustand geht es noch nicht um ein Fegfeuer, sondern um eine Prozeßvorbereitung.[50]

Ausgehend von derartigen Konzeptionen kam es bei den Mandäern zu einer Fegfeuervorstellung. Nach mandäischer Lehre gilt: „Die Seele muß nach dem Tode eine lange (42tägige) Reise antreten, die von der Gemeinde auf Erden mit Gebeten und Zeremonien begleitet wird. Dieser »Aufstieg« (*masiqta*), wie sowohl der Vorgang als auch die wichtigste Zeremonie, eine Art Totenmesse, heißt, führt durch die himmlischen »Wachstationen« der Planeten und Tierkreiswesen, die nur die gute und sündlose Seele durchlassen, während die anderen festgehalten und bestraft werden, also ein »Fegefeuer« (Purgatorium) durchmachen müssen. Schließlich erwartet die Seele noch die Waage, auf der ihr für den Einzug ins Lichtreich notwendiges Gewicht, d.h. ihre Frömmigkeit, festgestellt wird."[51]

Diese Vorstellung wurde jedoch in die christliche Theologie nicht übernommen, so daß sie unabhängig von derartigen Überlegungen das Fegfeuer selbst „erfinden" mußte.

5. Zusammenfassung und Auswertung

Es zeigte sich im Laufe unserer Durchsicht, daß erst eine längerfristige Entwicklung zur dreiteiligen Jenseitskonzeption von Himmel, Hölle und Fegefeuer führte. Bei diesen drei Räumen oder Bereichen handelt es sich nicht um ein für allemal feststehende Größen, sondern um ein dynamisches Modell der Religionsgeographie.

Erst die Betonung von JHWHs ausschließlichem Sitz im Himmel nach 586 v.Chr. sowie die in Weisheit und Apokalyptik aufbrechende Frage nach der Vergeltung für die Gerechten und die Ungerechten lassen auch die Gerechten zu JHWH in den Himmel emporsteigen. Dies führte dazu, daß die Šeol nur noch als Aufenthaltsort der Frevler

---

[50] Vgl. *Wacker*, Weltordnung 219-233.

[51] *K. Rudolph*, Die Gnosis, Göttingen ^{3}1990, 191; vgl. ders., Die Mandäer 2, Göttingen 1961, 259-278.

übrigblieb und negativ von der Unterwelt für alle zur Hölle für die Frevler wurde.

Lenkt man nun die Aufmerksamkeit zurück auf unsere Ausgangsfrage nach der *mental map*, so sieht man, daß sich die vertikale und die horizontale Betrachtungsachse gegenseitig durchdringen.

Im vorexilischen Stadium unserer Überlegungen residierte JHWH noch nicht im Himmel sondern im Tempel. Die Šeol befand sich außerhalb der Stadt, markiert durch die Nekropolen, die Jerusalem rings umgaben.

Der vertikale Aspekt wird eingeführt im zweiten Stadium. JHWH thront im Himmel, darunter ist der Bereich der Lebenden. Die Šeol verbleibt jedoch nach wie vor auf der horizontalen Achse, d.h. sie wird am Fuße des Tempels lokalisiert. Die Gerechten gelangen zum Himmel und die Frevler verbleiben in der Unterwelt, die jetzt zur Hölle wird. Daß die Šeol damit immer noch nicht unter der Erde liegen muß, zeigt die Vorstellung vom Tal der Toten in äthHen 26-27, welches außerhalb der Stadt Jerusalem angesiedelt ist. Auch die Vorstellung der Gehenna als der Hölle liegt ursprünglich auf der horizontalen Betrachtungsachse.

Demgegenüber wird der vertikale Aspekt aufgrund der Loslösung der frühen Christen von Jerusalem wieder betont: Der Tempel existiert nicht mehr und die Topographie Jerusalems wird zusehends irrelevant für die christliche Eschatologie. Zum Ausgleich findet sich die vertikale Betrachtungsweise, die den Himmel als Wohnort der Erlösten oberhalb der Erde und die Hölle unterhalb der Erde lokalisiert.

Die auf Überlegungen der Kirchenväter beruhende, im Mittelalter ausgebaute und nicht biblische Vorstellung vom Fegefeuer fügt sich in dieses religionsgeographische Modell nicht recht ein. Das Fegefeuer ist als ein Phänomen der Liminalität zu verstehen, d.h. das Fegefeuer ist ein Übergangsbereich zum Himmel, den man religionsgeographisch in den Angaben des Alten oder des Neuen Testamentes nicht mehr verorten kann.

Joachim Köhler

Wider den Mißbrauch von Bildern des Glaubens

Beobachtungen des Historikers zur Instrumentalisierung von Bildern

Leichtfertiger Umgang mit Bildern?

Wenn Bilder instrumentalisiert werden, dann werden sie mißbraucht. Sie werden als Werkzeuge eingesetzt. Dabei sprechen Bilder den Menschen unmittelbar an, sie aktivieren die inneren Kräfte eines Menschen, sie nehmen den Menschen ernst. Bilder sind nie eindeutig, sie regen die Phantasie an, sie schaffen Freiräume, in denen der Mensch sich entfalten kann. Durch Bilder findet der Mensch zu sich selbst. Jesus redet in Bildern, weil er die Kräfte, die im Menschen ruhen, mobilisieren will. Wenn er in Bildern und Gleichnissen redet, dann spricht er die Erfahrungen seiner Zuhörer an. Er überfällt sie nicht mit Wahrheiten. Durch die Bilder bringt er die Wahrheiten, die in jedem Menschen sind, zur Sprache. Diese Wahrheit macht frei.

Grober Mißbrauch von Bildern des Glaubens wurde bei der Eroberung Lateinamerikas durch die europäischen Christen betrieben. Damals wurden sie als „Strategie des Angstmachens" eingesetzt. Der Katechismus, der zwischen 1510 und 1521 im Kreis des Fray Pedro de Córdoba in Santo Domingo entstand, beginnt mit der Offenbarung „eines großen Geheimnisses", von dem die Indios noch nie etwas erfahren oder gehört hatten. Gott habe den Himmel und die Hölle geschaffen. Im Himmel seien alle, die sich zum christlichen Glauben bekehrt und gut gelebt hätten, in der Hölle „alle, die bei euch gestorben sind, alle eure Vorfahren: Väter, Mütter, Großeltern und alle, die existiert haben und durch dieses Leben gegangen sind. Und dorthin werdet auch ihr kommen, falls ihr nicht Freunde Gottes werdet und euch taufen laßt und Christen werdet; denn alle, die keine Christen sind, sind Feinde Gottes"[1].

Die makabren Bilder von der Hölle und die idyllischen vom Himmel, mit deren Hilfe die Indianer dazu gebracht werden sollten, sich für den christlichen Glauben zu entscheiden, griffen nicht auf die Erfahrungswelt der Indios zurück. Im Gegenteil: Was die Vorfahren der Azteken lehrten und als Erbe hinterließen, „ist alles Lüge, Nichtigkeit und Fiktion und hat nichts von Wahrheit"[2]. Die spanischen Missionare betonten, „daß keiner von all den Göttern, die ihr anbetet, Gott oder Schenker des Lebens ist, sondern daß alle höllische Teufel sind"[3].

Mit dem instrumentalisierten Einsatz von Glaubensbildern wurde Eroberungspolitik betrieben. Leonardo Boff, dem ich die Zitate verdanke, spricht auch von der Schuld, die die Europäer auf sich geladen haben: „Die Evangelisierung, die hier stattfand, war eine Verpflanzung von Institutionen, Symbolen, Begriffen und Moralvorstellungen der christlich-europäischen Kultur. Eine Begegnung zwischen Glauben und bodenständiger Wirklichkeit, zwischen Evangelium und autochthonen Kulturen, die zu einem spezifisch eigenen Ausdruck unsererseits geführt hätten, gab es nicht"[4].

Wo Bilder und Symbole derart mißbraucht werden, muß die Frage gestellt werden, ob sie dazu gedient haben, Menschen zu Christen zu machen oder ob sie nur mit einer vermeintlichen christlichen Kultur in Berührung gekommen sind, die letztlich äußerlich geblieben ist.

Ich neige dazu, eine Diagnose des Schweizer Psychoanalytikers C.G. Jung auf die Eroberung Lateinamerikas zu übertragen. Darüber hinaus wäre zu fragen, ob diese Diagnose generell auf das Christentum in der abendländischen Form übertragen werden kann:

---

[1] *Fray Pedro de Córdoba*, Doctrina cristiana para instrucción e información de los indios en manera de historia, Santo Domingo 1510-1521, zit. nach *L. Boff*, Gott kommt früher als der Missionar. Neuevangelisierung für eine Kultur des Lebens und der Freiheit, Düsseldorf 1991, 36.

[2] *Fray Pedro de Córdoba*: Los coloquios de los doce apósteles, zit. nach *Boff* 35.

[3] *Fray Pedro de Córdoba:* Los coloquios de los doce apóstoles, zit. nach *Boff* 35 f.

[4] *Boff* 12

„Die großen Ereignisse unserer Welt, die von den Menschen beabsichtigt und hervorgebracht sind, atmen nicht den Geist des Christentums, sondern des ungeschminkten Heidentums. Diese Dinge stammen aus einer archaisch gebliebenen seelischen Verfassung, welche vom Christentum auch nicht von ferne berührt worden ist... Die christliche Kultur hat sich in erschreckendem Ausmaß als hohl erwiesen: sie ist äußerliche Politur; der innere Mensch aber ist unberührt und darum unverändert... Es kann daher der Fall eintreten, daß ein Christ, der zwar an alle heiligen Figuren glaubt, doch im innersten der Seele unentwickelt und unverändert bleibt, weil er den ‚ganzen Gott draußen' hat und ihn nicht in der Seele erfährt. Seine ausschlaggebenden Motive und seine maßgebenden Interessen und Impulse erfolgen aus der unbewußten und unentwickelten Seele, die so heidnisch und archaisch wie nur je ist, und keineswegs aus der Sphäre des Christentums. Nicht nur das Einzelleben, sondern auch die Summierung der Einzelleben im Volke erweist die Wahrheit dieser Behauptung"[5].

Diese Probleme sind auch in Tübingen bekannt und haben die sogenannte Tübinger Schule im letzten Jahrhundert beschäftigt. Einer ihrer besten Vertreter, Johann Adam Möhler, klagte bereits im Jahre 1826, „daß man in Rom über die Bedürfnisse unserer Kirche gar nicht unterrichtet ist. Man beurtheilt Alles nach dem Zustand Italiens [heute müßte man vielleicht hinzufügen: und Polens]... Hier [in Deutschland] also sind ganz andere Bedürfnisse: es ist eine Lage der Dinge, die man in Rom gar nicht kennt und begreifen kann, eben weil Rom dießseits der Berge sich befinden müßte, um sie zu begreifen. Darum erschienen von da nicht selten Ansichten, Urtheile und Beschlüsse, die aus einer fremden Welt kommen, und wie Antike aussehen... In solchen Verhältnissen ist die Weisheit der Bischöfe an sich selbst gewiesen, sie können nicht in Rom den Rath holen, den sie aus sich selbst nehmen müssen"[6].

Es ist sicher nicht übertrieben, wenn wir sagen: die Differenz in der Sicht der Dinge liegt nicht nur in der geographischen Distanz. Die Gründe, weshalb in Rom die „Bedürfnisse" des Hier und Heute nicht wahrgenommen werden, liegen tiefer. Um wenigstens einmal den neuen

---

[5] *C.G. Jung*, Psychologie und Alchemie, Zürich 1952, 24, zit. nach *G. Wehr*, Stichwort: Damaskus-Erlebnis. Der Weg zu Christus nach *C.G. Jung* (Psyche und Glaube, Bd. 39), Stuttgart, 20 f.

[6] Ein Wort in Sachen des philosophischen Collegiums zu Löwen, in ThQ 8, 1826, S. 77-110; 91f.

Weltkatechismus zitiert zu haben, möchte ich auf eine Stelle hinweisen, die zwar nicht direkt im Zusammenhang mit dem Höllenthema steht, die aber für unseren Kontext hier relevant ist. Bei der Behandlung des Höllensturzes (Ziff. 393) heißt es: „Der unwiderrufliche Charakter der Entscheidung der Engel und nicht das Fehlen der unendlichen Barmherzigkeit Gottes bewirkt, daß ihre Sünde nicht vergeben werden kann. ‚Es gibt für sie nach dem Sturz keine Reue, wie es keine Reue für die Menschen nach ihrem Tode gibt'"[7].

Der letzte Satz: ‚Es gibt für sie nach dem Sturz keine Reue, wie es keine Reue für die Menschen nach ihrem Tode gibt' ist ein Zitat des Theologen Johannes von Damaskus (+ um 750). Wenn der Katechismus sich dessen Ansicht zu eigen macht, gibt er vor zu wissen, was nach dem Tod der Fall sein wird. Es wird keinerlei Versuch gemacht, den Satz im Kontext des Denkens von Johannes von Damaskus aufzusuchen, zu verstehen und das Ergebnis ins Heute zu übersetzen.

Angesichts solch undifferenzierten Gebrauchs historischer Zitate wird der aufgeklärte Mensch bestärkt, aufgrund seiner eigenen Erfahrungen, der anthropologischen und psychologischen Kenntnisse, aber auch der Kenntnisse biblischer Aussagen, die er auf der Basis der historisch-kritischen Methode sich zu eigen gemacht hat, das Lehrsystem von Himmel, Hölle, Fegefeuer, wie es traditionell überliefert wird, in Frage zu stellen. Vielleicht wäre das auch das Vernünftigste, was wir machen könnten, wenn wir alles, was nur als Tradition und Erbe angepriesen wird, radikal abräumen und neu anfangen. Müssen wir uns nach römischen Vorgaben richten? Wird ein Problem bewußter, wenn es mit mittelalterlich geprägten Collagen schmackhaft gemacht wird? Nehmen römische Dokumente die Wirklichkeit so wahr, wie wir sie erfahren?

Vielleicht müssen wir uns an eine unterschiedliche Sicht der Dinge gewöhnen. Angesichts der Thematik „Hölle" und „Fegefeuer" möchte ich für eine differenzierte Sicht der Dinge plädieren und dazu sensibilisieren. Es gibt keine einheitliche oder normierte Sicht. Christliche Jenseitsvorstellungen sind vielschichtig und vielgestaltig und sie bestimmen die Lebensformen und das Verhalten im Alltag – damals und heute.

---

[7] Weltkatechismus, Ziff. 393, zit. nach Vorgrimler, 349.

Deshalb ist es sinnvoll, sich mit der Geschichte zu befassen, weil wir dadurch einen Zugang zu den Erfahrungen der Menschen bekommen. Wir werden uns mit der Lehre und der Doktrin, mit der Verkündigung und Propagierung dieser Lehre und mit den alltäglichen Erfahrungen dieser Menschen befassen. Dabei dürfen wir die Stränge der Doktrin und der Erfahrung vergangener Zeiten nicht herausbrechen und sie als objektive Aussagen in den gegenwärtigen Horizont einbauen. Das kann nicht die Aufgabe des Historikers sein. Er muß die Quellen verantwortlich auswählen und sie nach den Abhängigkeiten von Lehre und Praxis befragen. Das Feld mittelalterlicher Jenseitsvorstellungen und die davon abhängigen alltäglichen Lebensformen und religiöse Praktiken sind geeignet, die Möglichkeiten und Grenzen gläubiger Existenz zu erkunden. Was wir dabei finden, kann uns helfen, unser Bewußtsein zu erweitern.

Zugang zur Geschichte und zum Thema

Ein Zugang zur Geschichte des Mittelalters kann nur durch menschliche Betroffenheit und nicht durch institutionell geprägte Distanziertheit erschlossen werden. Am besten wir schließen uns Umberto Eco an, der seine Vorlieben und Leidenschaften für das Mittelalter beschreibt und deshalb Kontinuitäten von Erfahrung bis in die Gegenwart verfolgt:

> „Wie man's auch dreht und wendet, ich gelangte zur Forschung, indem ich symbolische Wälder durchstreifte, darinnen es Greife und Einhörner gab, indem ich die spitzzinnigen und quadratischen Bauformen der Kathedralen mit den exegetischen Spitzfindigkeiten in den Vierkantformeln der Summulae verglich, indem ich zwischen Notre Dame und zisterziensischen Kirchen vagabundierte, freundlich plaudernd mit gebildeten und gespreizten Cluniazensermönchen, beargwöhnt von einem schwerfälligen und rationalistischen Aquinaten, in Versuchung geführt von Honorius Augustoduniensis mit seinen phantastischen Geographien, aus denen man nicht nur erfährt, quare in puritia coitus non contingat, sondern auch, wie man zur Verlorenen Insel gelangt und wie man einen Basilisken fängt, ausgerüstet nur mit einem Taschenspiegel und einem unerschütterlichen Glauben an das Bestiarium... Diese Vorlieben und Leidenschaften haben mich nie verlassen, auch nicht, als ich später aus geistigen und materiellen

> Gründen andere Wege beschritt ... So ist das Mittelalter zwar nicht mein Beruf, wohl aber mein Hobby geblieben - und meine stete Versuchung, denn ich sehe es überall durchscheinen in den Dingen, mit denen ich mich beschäftige, die nicht mittelalterlich erscheinen und es doch sind."[8]

Theologen berufen sich gern auf die Tradition der Kirche und greifen zum Denzinger-Schönmetzer-Hünermann[9]. Das genügt dem Historiker nicht. Die Diskussion ist breiter. Das Heer der Autoren und die Fülle der vertretenen Meinungen in der Kirche des Mittelalters und in deren Randzonen sind so umfassend, daß man von einem Pluralismus sprechen muß. Viele Autoren entfalten keine Lehre, die abgerundet ist. Sie setzen sich mit Gegnern und Gesprächspartnern auseinander. Manche Äußerungen sind in einem völlig anderen Zusammenhang gemacht worden, als wir sie aufsuchen möchten, um unsere Fragen zu beantworten. Der Sitz im Leben ist wichtig. Die Hermeneutik ist zu beachten.

Es ist nicht möglich, die Lehre von Hölle und Fegefeuer, wie sie sich im Laufe der Geschichte des Christentums entfaltet hat, darzustellen. Hier kann ich nur auf die Lexikon-Artikel verweisen, wobei bestimmte Lexika zu favorisieren sind[10]. Der Historiker ist auch nicht so sehr an der Lehre, an ihrer Entfaltung, an ihren geschichtlichen Voraussetzungen und an den Vorgaben für die heutige Systematik interessiert, ihm geht es um den Menschen und um menschliche Erfahrungen, die sich hinter den Lehren verbergen. Er stellt sich die Frage: Was sagen die Texte, speziell die Texte des Mittelalters über den Menschen aus, über seine Erfahrungen, seine Ängste und seine

---

[8] U. Eco: Nachwort zum Apokalypsen-Kommentar des Abtes Beatus von Liébana, in: Nachschrift zum „Namen der Rose", München ^{2}1984, 23f.

[9] H. Denzinger: Enchiridion symbolorum, definitionum et declarationum de rebus fidei et morum. Kompendium der Glaubensbekenntnisse und kirchlichen Lehrentscheidungen. Verbessert, erweitert und ins Deutsche übertragen und unter Mitarbeit von H. Hoping hg. von P. Hünermann, Freiburg-Basel-Rom-Wien ^{36}1991.

[10] Hinweis auf die wichtigsten Lexika, u.a. *E. Koch*, Art. Fegfeuer, *TRE 11, 1983*, *69-78*; *T. Rasmussen*, Art. Hölle II. Kirchengeschichtlich, *TRE 15, 1986*, 449-455; *A. V. Ström*, Art. Hölle I. Religionsgeschichtlich, *TRE 15, 1986*, 445-449.

Nöte? Und wie geht die Kirche und die Theologie mit diesen Menschen um? Wie reagieren Kirche und Theologie auf diese Erfahrungen und Ängste der Menschen? Welche Erwartungen, Hoffnungen, Sicherheitsbedürfnisse entwickeln die Menschen, um diesen Ängsten zu entgehen? Da es bei Höllenvorstellungen letztlich um die Sehnsucht nach einem geglückten Leben geht und da in den Bildern vom Fegefeuer das Bedürfnis nach Läuterung, Reinigung, Reifung elementar vorhanden ist, deshalb wird danach gefragt, ob die Vorstellungen bei den Menschen Läuterung und Reifung bewirken und ob Kirche und Theologie helfend diesen Reifeprozeß unterstützen.

Das wäre der positive Ansatz meines Fragens. In der Themenstellung habe ich eine andere Richtung eingeschlagen, nämlich die Frage nach der Instrumentalisierung im Sinne von Gebrauch zu bestimmten Zwecken.

Den Menschen auf dem Weg zum Heil und zu seinem Glück pädagogisierend und moralisierend zu begleiten, – das kann ernst gemeint sein, aber es gibt eine Grenze, an der eine Entmündigung stattfindet. Anwendung von Gewalt, physisch und psychisch, kann kein Mittel sein, um Reifungsprozesse zu befördern. Eine Institution, die – wie im Mittelalter – Inquisition und Folter anwendet, muß sich die Fragen nach Mißbrauch in der Anwendung von Bildern und Vorstellungen gefallen lassen. Im Horizont dieses Fragens steht der Mensch – und nicht die Institution. Letztlich münden diese Bemerkungen in die Fragestellung des aufgeklärten Menschen: Können wir heute die mittelalterlichen Vorstellungen von „Hölle" und „Fegefeuer" als „aufgeklärte Menschen" noch begreifen?

Als Quellen wähle ich Beispiele aus der Visionsliteratur des Mittelalters, aus Predigtsammlungen und aus Beispielsammlungen für den Prediger. Diese Quellen werde ich einer ausführlichen Analyse unterziehen. Die genaue Vorstellung und Beschreibung der Quellen erfolgt dann, wenn ich sie benütze. Dort werde ich nochmals ein ausführliches Frageraster entfalten, um meine Methode offenzulegen. Zunächst muß ich in einem geschichtlichen Überblick die wichtigsten Daten zur Höllenvorstellung geben, zu ihrer Entstehung und zu ihrer Entwicklung bis zum Mittelalter.

Entstehung des Höllenbildes in der Alten Kirche[11]

Höllenvorstellungen gehören zum Christentum, sind aber kein zentrales Thema der frühen Kirche. Die Radikalität der Botschaft Jesu und deren Entscheidungscharakter führten zur Erwähnung der Hölle. Die Androhung der Hölle steht nicht im Zentrum der Verkündigung Jesu. Er benützt damalige Höllenvorstellungen, um den Ernst der kritischen Situation darzustellen. Sie dienten ihm als Folie für die Botschaft vom Anbruch des Gottesreiches. Der Entscheidungscharakter bleibt Bestandteil der urchristlichen Verkündigung (vgl. 1 Kor 1,18 u.ö.). Die jüdische Vorstellung der Hölle dient weiterhin der christlichen Verkündigung als Folie. Die Rede von der Verdammnis im Zusammenhang mit dem Gericht im Evangelium des Matthäus und in der Apokalypse des Johannes bilden eine Ausnahme.

Ältestes Zeugnis einer ausgesprochenen Schilderung der Hölle ist die Petrus-Apokalypse, um 135 in Alexandrien entstanden. Sie hat bis Dante die christliche Phantasie gespeist.

> „Dann werden Männer und Weiber an den ihnen bereiteten Ort kommen. An ihrer Zunge, mit der sie den Weg der Gerechtigkeit gelästert haben, wird man sie aufhängen. Man bereitet ihnen ein nie verlöschendes Feuer...
>
> Und siehe wiederum ein Ort: Da ist eine große, volle Grube. Darin die, welche verleugnet haben die Gerechtigkeit. Und Strafengel suchen (sie) heim, und hier in ihr zündet sie das Feuer ihrer Strafe an. Und wiederum zwei Weiber: Man hängt sie an ihren Nacken und Haaren auf, in die Grube wirft man sie. Das sind die, welche sich Haarflechten gemacht haben nicht zur Schaffung des Schönen, sondern um sich zur Hurerei zu wenden, damit sie fingen Männerseelen zum Verderben. Und die Männer, die sich mit ihnen in Hurerei niedergelegt haben, hängt man an ihren Schenkeln in diesen brennenden Ort, und sie sagen untereinander: ‚Wir haben nicht gewußt, daß wir in die ewige Pein kommen müßten.‘
>
> Und die Mörder und die mit ihnen gemeinschaftliche Sache gemacht haben, wirft man ins Feuer, an einen Ort, der angefüllt ist mit giftigen Tieren, und sie werden gequält ohne Ruhe, indem sie ihre

---

11 Hier nach *H.-D. Altendorf*, Die Entstehung des Höllenbildes in der Alten Kirche, in: Himmel – Hölle – Fegefeuer. Das Jenseits im Mittelalter. Eine Ausstellung des Schweizerischen Landesmuseums. Katalog, hg. von *P. Jezler*, 2. Aufl. München 1994, 27-32.

Schmerzen fühlen, und ihr Gewürm ist so zahlreich wie eine finstere Wolke, und der Engel Ezrael bringt die Seelen der Getöteten herbei; und sie sehen die Qual (derer, die sie) getötet haben, und sie sagen untereinander: ‚Gerechtigkeit und Recht ist das Gericht Gottes. Denn wir haben es zwar gehört, aber nicht geglaubt, daß wir an diesen ewigen Gerichtsort kommen würden.'

Und bei dieser Flamme ist eine große und sehr tiefe Grube, und es fließt da hinein (?) alles von überall her: Gericht (?) und Schauderhaftes und Aussonderungen.

Und die Weiber (sind) verschlungen (davon) bis an ihren Nacken und werden bestraft mit großem Schmerz. Das sind also die, welche ihre Kinder abtreiben und das Werk Gottes, das er geschaffen hat, verderben. Gegenüber von ihnen ist ein anderer Ort, wo ihre Kinder sitzen; aber beide lebendig, und sie schreien zu Gott. Und Blitze gehen aus [und] von diesen Kindern, welche die Augen derer durchbohren, welche durch diese Hurerei ihren Untergang bewirkt haben.

Andere Männer und Weiber stehen nackt oberhalb davon. Und ihre Kinder stehen hier ihnen gegenüber an einem Ort des Entzükkens. Und sie seufzen und schreien zu Gott wegen ihrer Eltern: ‚Das sind die, welche vernachlässigt und verflucht und deine Gebote übertreten haben. Und sie töteten uns und fluchten dem Engel, der (uns) geschaffen hatte, und hängten uns auf. Und sie enthielten das Licht, das du für alle bestimmt hast, uns vor.' Und die Milch ihrer Mütter fließt von ihren Brüsten und gerinnt und stinkt, und daraus gehen fleischfressende Tiere hervor, und sie gehen heraus, wenden sich und quälen sie in Ewigkeit mit ihren Männern, weil sie verlassen haben das Gebot Gottes und ihre Kinder getötet haben. Und ihre Kinder wird man dem Engel Temlakos geben. Und die sie getötet haben, wird man ewig quälen, weil Gott es so will.

Es bringt der Zornengel Ezrael Männer und Weiber, zur Hälfte des Körpers brennend, und wirft sie an einen Ort der Finsternis, der Hölle der Männer, und ein Geist des Zornes züchtigt sie mit jeglicher Züchtigung, und nimmer schlafendes Gewürm frißt ihre Eingeweide, das sind die Verfolger und Verräter meiner Gerechten. Und bei denen, die hier waren, andere Männer und Weiber, die kauen ihre Zunge, und man quält sie mit glühenden Eisen und verbrennt ihre Augen. Das sind die Lästerer und Zweifler an meiner Gerechtigkeit"[12].

Das Interesse des Verfassers liegt in der Ausmalung der Höllenstrafen. Jüdische und heidnische Vorstellungen halten in der christlichen

[12] Zit. nach *Altendorf* 28f.

Vorstellungswelt ihren Einzug. Als predigthafte Ermahnung will auch die Petrus-Apokalypse die Gemeinden aufrütteln. Neugier und eine gewisse Lust an der Grausamkeit können nicht geleugnet werden. Jedoch der Grundton der Verkündigung war damals noch eindeutig die Freude über die Rettung und über das universale Heil, das in der Kirche als der „neuen Schöpfung" angebrochen ist. Wenn mit der Vorstellung von Hölle gedroht wurde, gehörte das zum Repertoire der Verkündigung, dem Glaubenden konnte diese Drohung nichts mehr anhaben.

Allmählich richtete sich das Interesse christlichen Nachdenkens auf die Frage: Was geschieht nach dem Tod bis zum Gericht? Ein Zwischenzustand war bereits aus dem Äthiopischen Hennoch bekannt. Schilderungen des Zwischenzustands kennen wir aus der Vision der Perpetua und aus den Schriften Tertullians (+ 220): sie sprechen von einem interim refrigerium. Die Seelen der Verstorbenen befinden sich in Räumen unterhalb der Erde. Sie genießen eine Art geminderter Seligkeit oder leiden Schmerzen.

Klemens von Alexandrien beschreibt am Anfang des 3. Jahrhunderts den Zwischenzustand als Reinigungs- und Läuterungszustand, in dem ein „vernünftiges Feuer" die Seelen entschlacken und der Vollendung nahebringen wird. Formal ist das eine symbolische Rede. Eine „Hölle" kennt Klemens nicht.

Origines (+ 254) übernahm diesen Gedanken und wandte sich gegen die herkömmliche Höllenvorstellung. Dabei wollte er den Ernst der Entscheidung, wie ihn das Evangelium verlangt, nicht bestreiten. Er hat ein anderes Problem. Er stellt die Frage: Reicht ein einzelnes, kurzes Leben aus, um die Wahrheit Gottes zu erfassen? Wenn Gott die Freiheit des Menschen respektiert und sich nicht aufdrängt, dann kann seine Liebe nicht mit Zwang vereinbar sein. Ewige Strafen für ein zeitliches Vergehen sind nicht angemessen. Origines vertrat die Auffassung, die traditionelle Höllenvorstellung sei als eine uneigentliche Bildrede zu verstehen, die für einfache Gemüter den Ernst der Entscheidung beschreiben könne. Reife Menschen müßten diesen Sachverhalt durchschauen. „Hölle" ist für Origines nicht Schlußabrechnung am Ende des irdischen Lebens. „Hölle" meint die Qualen des Gewissens. „Hölle" – das ist ein Prozeß schmerzhafter Läuterung und Reinigung. Origines denkt aber in universalen und kosmischen Dimensionen. Der Läuterungs- und Reinigungsprozeß ist ein Weltprozeß, er betrifft nicht den Menschen allein. Die universale „Wiederherstellung" des Alls heißt bei Origines „apokatastasis". Alles, was an Geistwesen und an Kreatur, ja an Schöpfung überhaupt je ins Dasein getreten ist, wird in langen Prozessen und in unendlichen Zeiträumen gereinigt, geläutert und vollendet werden.

Das Wesen Gottes ist für ihn eine geistige Dimension, die auch dem Menschen eigen ist. Er hat die Höllenvorstellung „vergeistigt" oder sie auf ihren wahren Sinn zurückgeführt. Die Vorstellungen von Lohn und Strafe sind ihrer „Unschuld" beraubt.

Sicher ist diese Lehre nicht bequem. Sie ist anspruchsvoll und sie ist heute nachvollziehbar. Wenn Dietrich Bonhoeffer sagt, wir müßten leben, als ob es Gott nicht gäbe[13], so meint das, daß wir Läuterungsprozesse, die in unserem Alltag notwendig sind, nicht auf unbestimmte Zeit vertagen oder verdrängen dürfen. Wir müssen sie jetzt durchstehen. Wir müssen jetzt unser Leben ändern und aus der Einsicht Konsequenzen ziehen. Die Rede von der „Trauerarbeit", die wir leisten müssen, sagt Ähnliches. Für die Durchschnittschristen der damaligen Zeit war die Lehre von Origines ein Stein des Anstoßes. Die Lehre wurde 542 und 553 verurteilt, Origines zum Häretiker erklärt.

Im 4. und 5. Jahrhundert, in der Zeit der nachkonstantinischen Reichskirche, war die Hölle als ewiger Strafort der Verlorenen bekannt, aber es wurde nicht viel darüber nachgedacht. Dem Zwischenzustand galt das Interesse des Nachdenkens. Dabei ist eine Veränderung festzustellen. Die Vorstellung von der individuellen Seligkeit wird mehr und mehr von einem „kirchlichen" Denken abgelöst. Geborgenheit in der „Mutter Kirche" wird immer hilfreicher empfunden und durch die Vermittlung der Sakramente ausgedeutet. Der Blick der Menschen, die von den Bischöfen geleitet werden, wird vom Zwischenzustand auf die Herrlichkeit der göttlichen Majestät gelenkt. Der Zwischenzustand wird im abendländischen Christentum zum Fegefeuer umgedeutet.

---

13 Dietrich Bonhoeffer sagte einmal, daß Gott uns selbst zu dieser Erkenntnis zwingt. „So führt uns unser Mündigwerden zu einer wahrhaftigeren Erkenntnis unserer Lage vor Gott. Gott gibt uns zu wissen, daß wir leben müssen als solche, die mit dem Leben ohne Gott fertig werden". Widerstand und Ergebung. Briefe und Aufzeichnungen aus der Haft, hg. von *E. Bethge,* München ³1985, 394.

Eine Zwischenstation dorthin ist die Paulus-Apokalypse: Ein griechischer Text vom Anfang des 5. Jahrhunderts, der in der Tradition der Petrus-Apokalypse steht, hat die Vorstellungen von Hölle im Abendland geprägt. In ihr taucht der Gedanke auf, daß die Höllenqualen am Sonntag ausgesetzt werden.

Die eigentliche Weichenstellung für das Verständnis der Hölle im Abendland des Mittelalters erfolgt durch Augustinus und Papst Gregor d. Gr. Sie sind die „Väter" der mittelalterlichen Höllenvorstellung.

Erst in späten Jahren vertrat Augustinus die Ansicht, die Höllenstrafen seien wirklich und deshalb ernst zu nehmen. Er konnte auf Reflexionen über den Zwischenzustand, den man spätestens im 12. Jahrhundert „purgatorium" oder Fegefeuer nennen wird, zurückgreifen. Das „kirchliche" Denken führte seit der Mitte des 4. Jahrhunderts zu Überlegungen, wie die Kirche als Gemeinschaft die Wartezeit im Jenseits beeinflussen könne. Hilfen für die Toten im Sinne von Fürbitte, Eucharistiefeier und Totenmahl gab es schon seit dem 2. Jahrhundert. Jetzt kam die Vorstellung auf, die Kirche als solche könne erfolgreich zu Gunsten der leidenden Toten in das Jenseits hinüberwirken. Dieser Eingriff von außen wurde notwendig, weil der Zwischenzustand negativ bewertet wurde: die Verstorbenen müßten für begangene Sünden Strafe abbüßen. Dadurch wurden die Vorstellungen von einer Verminderung der Seligkeit, wie sie das 2. Jahrhundert kannte, abgelöst. Der Zwischenzustand wurde zum reinen Strafort.

Diese Vorstellung fand Augustinus bereits vor. In „De civitate dei" diskutierte er ausführlich und systematisch die Strafe der Verdammten. Er wandte sich gegen Ungläubige, die aus Vernunftgründen eine ewige Höllenstrafe abweisen, und gegen Origines, der nach seiner Ansicht die Gerichtsworte der Schrift nicht ernst genug nehme.

Die erbsündliche Verfaßtheit der Menschen hat zur Folge, daß der Mensch in jedem Fall nach dem leiblichen Tod Sünden abbüßen müsse. Durch die maßlose Sünde Adams wurde das Menschengeschlecht zu einer „massa damnata" gemacht. Von diesen Strafen kann nur die Gnade retten. Die Menschen, ob getauft oder ungetauft, werden entsprechend dem Gewicht ihrer tatsächlich vollzogenen Tatsünden Strafen erleiden müssen. Die Gnade kann durch ein unchristliches Leben oder durch ketzerische Ansichten verlorengehen. Die Verdammten, die nach dem Gericht ins ewige Feuer kommen, sind endgültig verloren. Die Fürbitte der Heiligen kann ihnen nicht helfen. Selbst kleine Kinder, die ungetauft sterben, werden eine Strafe erleiden müssen, aber „eine ganz milde“ (de pecc. mer. et rem. I, 16,21).

Für Augustinus gibt es keine vorweggenommene Seligkeit. Der alte Zwischenzustand ist eine Art „Vorhölle“ geworden. Die Ewigkeit der Höllenqualen steht für ihn fest. Das Höllenfeuer wird körperlich verstanden. Der Hitzegrad richtet sich nach der Schwere der Sünden.

Papst Gregor d. Gr. lebt in dem durch die Völkerwanderung verödeten Rom der Langobardenzeit. Er hat in den Grundzügen die Fragestellungen und die Standpunkte Augustins übernommen. Aber er hat eigene Akzente gesetzt. Es kommt zu einer zunehmend pädagogisch-moralischen Verwertung des Begriffs Hölle. Für ihn steht fest: Die Kirche kann den Verstorbenen durch das Meßopfer helfen, das ihre Priester für die Verstorbenen darbringen. Der Begriff „purgatorium“ oder Fegefeuer steht noch nicht zur Verfügung. Die Hilfe der Kirche ist für alle von größter Bedeutung. Der Ort, an dem sich die Verstorbenen befinden, ist praktisch die vorgezogene Hölle, nur ist dieser Zustand nicht ewig, sondern befristet. Die Kirche kann die „ewige“ Hölle schließen, wenn sie in die zeitlich-befristete Hölle hineinwirkt.

Gregor schrieb für den Klerus, der die Gedanken in der Predigt dem Volk weitergeben sollte. Nach der Ansicht des Papstes lebten die Menschen damals in einer bedrohten und barbarischen Welt. Mit elementaren, um nicht zu sagen primitiven Beispielen, nimmt Gregor seine seelsorgerlichen Aufgaben in der Kirche wahr. Es sind derbe Geschichten, vor allem im vierten Buch seiner Dialoge, die einer wilden Zeit zeigen sollen, daß Gott am Werk ist. Er bedient sich eines volkstümlichen Niveaus, um das Volk zu erreichen.

Auch für Gregor ist die Hölle ewig. Das Feuer ist wirklich. Nur Grausames läßt sich berichten. Damit sind die Grundlagen für die Explosion der Höllenvorstellung im Mittelalter gelegt. Die Hölle ist zu einem Zentralthema geworden.

Als Zusammenfassung und Illustration der Höllenvorstellunge, wie sie im Mittelalter vorlagen und als Nährboden für die „Geburt des Fegefeuers“ (Jacques Le Goff) dienten, soll die „berühmteste aller mittelalterlichen Jenseitsbechreibungen“ (Peter Dinzelbacher), die Visio Tundali des irischen Mönches Marc, auszugsweise zitiert werden. Der

Mönch aus dem Schottenkloster in Regensburg schrieb diese Vision Anfang 1149 auf. Vom 12. bis 16. Jahrhundert wurde diese Vision in viele Sprachen übersetzt. Sie ist ein Höhepunkt mittelalterlichen Schrifttums, insofern sie konkrete Darstellungen der abschreckenden Höllenstrafen ausführlich beschreibt:

Der irische Ritter Tundali (oder Tnugdali) darf ins Jenseits schauen. Er wird von seinem Schutzengel durch die Hölle geführt, als einer, der selbst mehrere von den Strafen, die er sehen darf, aufgrund seines nicht immer einwandfreien Lebens verdient hätte.

Unter anderem sieht er den Feuerofen aus Apk 9, 2, auch in der Visio des heiligen Paulus beschrieben; er ist geographisch als Talkessel dargestellt, der mit brennenden Kohlen gefüllt ist und auf dessen Mündung ein Rost liegt. Drauf werden die Seelen der Sünder geröstet, bis sie schmelzen und auf die glühenden Kohlen herunterfallen, um sich hier für weiteres Leiden zu erneuern.

Der letzte Abgrund der Hölle wird mit besonderer Eindringlichkeit geschildert. Tundal sieht durch eine Öffnung stinkende Flammen und eine Rauchsäule, die aus der Tiefe kommt und in der auch Teufel und Verdammte wie Funken auszumachen sind. Diese Flammensäule ist der Atem des Fürsten des Dunkels, der dort unten auf brennenden Kohlen liegt und die Seelen der Verdammten mit seinen tausend Händen zerreißt, ehe er sie in die Gehenna hinabläßt.

Tundal muß im Laufe seiner Reise einige von diesen Höllenstrafen selbst schmecken, wird aber dank der Barmherzigkeit Gottes von seinem Schutzengel herausgeholt. In diesem Sinne kann man von Zuversicht und Optimismus angesichts der schrecklichen Realität der Hölle in diesem Text sprechen.

> „Als der Engel also voranschritt, sahen sie eine Bestie, die allen Bestien, die sie vorher gesehen hatten, ganz unähnlich war, zwei Füße und zwei Flügel hatte, auch einen sehr langen Hals und eisernen Schnabel. Sie hatte auch eiserne Krallen, und durch ihr Maul ergoß sich eine unauslöschliche Flamme. Diese Bestie saß über einem Sumpf aus gefrorenem Eis. Die Bestie verschlang aber alle Seelen, die sie nur immer finden konnte, und nachdem sie in ihrem Bauch durch Martern zu nichts gemacht worden waren, gebar sie sie in den Sumpf aus gefrorenem Eis, und dort wurden sie wiederum zur Qual erneuert. Es wurden aber alle Seelen, die in den Sumpf hinabstürzten, schwanger, sowohl die Männer als auch die Frauen, und so erwarteten sie

schwanger die Zeit, daß sie zur Geburt kommen sollten. Innen aber wurden sie in den Eingeweiden nach Schlangenart von der empfangenen Nachkommenschaft gebissen, und so vegetierten sie armselig in der stinkenden Woge des durch das feste Eis toten Meeres dahin. Und als es Zeit war, daß sie gebären sollten, erfüllten sie schreiend die Hölle mit Geheul und gebaren auf diese Weise Schlangen. Es gebaren, sage ich, nicht nur die Frauen, sondern auch die Männer, nicht nur diese Glieder, die die Natur als für diesen Vorgang passend angelegt hat, sondern auch zugleich durch die Arme und durch die Brust; sie kamen, durch alle Glieder hervorbrechend, ins Freie.

Es hatten aber diese Bestien, die geboren wurden, glühende Eisenköpfe und schärfste Schnäbel, mit denen sie die Leiber, wo sie herauskamen, zerfetzten. An ihren Schwänzen hatten aber dieselben Bestien viele Stacheln, die, wie Haken zurückgebogen, diese Seelen, aus denen sie herauskamen, zerstachen. Die Bestien aber, die hinaus wollten, hörten nicht auf, da sie ihre Schwänze nicht mit sich ziehen konnten, ihre glühenden Eisenschnäbel auf die Leiber, aus denen sie herauskamen, zurückzuwenden, bis sie sie bis auf Mark und Bein ausgedörrt, auffraßen. Und so brüllte alles zusammen: das Knirschen des überschwemmenden Eises und das Heulen der leidenden Seelen und das Stöhnen der herauskommenden Bestien stieg zum Himmel, daß auch selbst die Dämonen, wenn in ihnen nur ein Funken an Mitleid wäre, zu Recht zu Erbarmen und Mitleid bewegt würden. Es befanden sich nämlich in allen verschiedenen Gliedern und Fingern die Köpfe der verschiedenen Bestien, die die Glieder selbst bis auf Mark und Bein bissen. Sie hatten auch lebende Zungen nach Vipernart, die den ganzen Gaumen und die Luftröhre ganz bis zu den Lungen verschlangen. Selbst auch die Schamteile von Männern und Frauen waren ähnlich wie Schlangen, die die unteren Teile des Bauches zu zerreißen und die Eingeweide dort herauszuziehen suchten.

Da sprach die Seele: ‚Sag mir bitte, was diese Seelen Böses getan haben, denen diese, allen anderen Strafen, die ich je gesehen, unvergleichbare Strafe, wie ich meine, bereitet ist'. Doch der Engel sagte: ‚Vorher habe ich dir gesagt, daß die, die einen heiligeren Vorsatz haben, wenn sie irren, zu härteren Strafen verurteilt werden, wie sie dagegen größeren Ruhm erlangen, wenn sie dieses nicht durch ihre Schuld verdienen. Dies ist nämlich', sagte der, ‚die Strafe der Mönche, Kanoniker, Nonnen und übrigen Kirchenstände, von denen man weiß, daß sie, sei es durch die Tonsur, sei es durch den Habit, Gott anlügen. Und daher werden ihre Glieder von verschiedenen Peinen verzehrt, weil sie sie nicht von Verbotenem zurückhielten. Sie schärften nämlich ihre Zungen wie Schlangen, und daher erleiden sie, daß

jene glühen. Auch in die Schamteile, die sie nicht vom Verkehr verbotener Unzucht zurückhalten, werden entweder zur Anhäufung der Pein wilde Bestien geschickt, oder sie werden selbst dazu'. Und er fügte hinzu: ,Darüber haben wir genug gesagt. Mag auch jene Pein speziell zu jenen gehören, die sich Religiose nennen, aber es nicht sind, so werden dennoch die, die sich durch ungezügelte Unzucht beflekken, sie [auch] erdulden. Und daher wirst du diesem nicht entkommen können, weil du dich, solange du im Körper warst, nicht gescheut hast, dich selbst zügellose zu beflecken'.
Und nach diesen Worten holten die im Sturm kommenden Dämonen die Seele und gaben sie der Bestie zum Verschlingen. Was aber die verschlungene Seele sowohl innen erlitt als auch im stinkenden See, müssen wir nicht wiederholen, weil wir es vorher gesagt haben. Als sie also nach den vorgenannten Qualen beim Gebären der Schlangen war, war der Geist des Mitleid bei ihr und tröstete sie, indem er sie freundlich ansprach: ,Komm', sagte er, ,meine liebste Freundin, du wirst dies nicht weiter leiden'. Und er heilte sie, indem er sie berührte und befahl, ihm auf dem Weg weiter zu folgen. Und so wußte die Seele beim Weitergehen lange nicht, wohin sie gingen; außer dem Leuchten des Lebensgeistes nämlich hatten sie, wie wir oben sagten, kein Licht. Sie gelangten also zu schrecklichen und im Vergleich zu den vorigen viel schauerlicheren Orten. Es war nämlich der Weg sehr eng und wie vom Gipfel eines sehr hohen Berges immer steil abstürzend. Und je weiter sie hinabstieg, desto weniger hoffte die Seele auf ihre Rückkehr"[14].

Es ist klar, daß dieser Quellentext eine Fülle von Problemen aufwirft, die zu lösen in das Aufgabenfeld des Psychoanalytikers oder des Therapeuten gehört. Die pathologischen Züge dieser Vision und ihre Zuweisung auf „Mönche, Kanoniker, Nonnen und übrige Kirchenstände" zeigen die gesellschaftliche Schicht an, für die diese Texte geschrieben sind. Nicht die sozialgeschichtliche Interpretation ist hier angestrebt, sondern die „Topographie", die Beschreibung der Zustände, die Objektivierung der Heilslehren, wie sie der Historiker wahrnehmen kann. Er kann auch die Veränderungen feststellen, die sich im 12. und 13. Jahrhundert in solcherlei Darstellungen einstellen. Für das frühe Mittelalter gilt:

---

[14] Vita Tundali, zit. nach *H. Vorgrimler*, Geschichte der Hölle, München 1993, 165-167.

Die Hölle ist vorwiegend Ort der Verdammten. Auf eine Unterscheidung von Reinigungsort und Ort ewiger Pein, der sich in religiösen Sprachen niederschlägt, ist noch kein Wert gelegt.

Derartige Unterscheidungen wurden erst im 12. und 13. Jahrhundert in Angriff genommen.

Damals wurde ein eigener Jenseitszustand zwischen ewiger Verdammnis und ewiger Freude festgelegt, in dem Reinigung durch Strafen erwirkt werden konnte.

Das Fegefeuer des Mittelalters und die gesellschaftlichen und kirchlichen Erfahrungen des Menschen

An Textbeispielen vom Beginn des 13. Jahrhunderts soll die veränderte Situation in der „Topographie" von Himmel und Hölle aufgezeigt werden[15].

Caesarius von Heisterbach, ein Angehöriger des Reformordens der Zisterzienser, verfaßte zwischen 1219 und 1223 den „Dialogus miraculorum", eine Anekdotensammlung in zwölf Büchern. Die Dialogform erinnert an Gregor den Großen. Die traditionelle Gattung, der Wundergeschichten hat sich zu erbaulichen Erzählungen, den exempla, entwickelt[16]. Der Dialog gehorcht einer bestimmten Ordnung:

---

[15] Zum folgenden siehe *J. Le Goff,* Geburt des Fegefeuers. Vom Wandel des Weltbildes im Mittelalter, München 1990, 365-369.

[16] Die einzelnen Exempla, die auf die Bücher I - IX verteilt sind:
I, 32: Die Wiederauferstehung und Umkehr eines Toten, der im folgenden Abt von Morimond wurde.
II, 2: Die Geschichte eines abtrünnigen Mönchs, der zum Räuber wurde, im Sterben bereute und als Buße einen Aufenthalt von 2.000 Jahren im Fegefeuer wählte.
III, 24: Die Geschichte eines Beichtvaters, der sich des Analverkehrs mit einem Jüngling schuldig gemacht, inbrünstig bereut, aber nicht zu beichten gewagt hatte und nach seinem Tode dem Jüngling erschien, ihm von seinen Qualen berichtete und ihn anhielt, zu beichten.
III, 25: Ein Zisterzienser-Novize stirbt, bevor er die allgemeine Beichte ablegen kann, entgeht aber dem Fegefeuer, indem er einem Abt im Traum erscheint und ihm beichtet.
IV, 30: Die Versuchungen und Visionen des jungen Mönchs Christian von

Er beschreibt den Weg des Christen zu den letzten Dingen, zum Jenseits. Die zwölf Etappen dieser Wallfahrt entsprechen den zwölf Büchern des Dialogus miraculorum: Umkehr, Reue, Beichte, Versuchung, die Dämonen, die Einfachheit, die Jungfrau Maria, die Visionen, die Eucharistie, die Wunder, die Sterbenden und der Lohn der Toten. In diesem letzten Buch kommt das Fegefeuer quantitativ und im Rahmen des Aufbaus des Buches voll zum Tragen.

Die Toten erhalten dreifachen Lohn: Die einen himmlischen Ruhm, sie ziehen in das himmlische Paradies ein. Die anderen werden mit ewigen Höllenqualen oder mit einer zeitlich begrenzten Strafe im Fegefeuer bestraft. Von den 55 exempla haben 25 die Hölle, 16 das Fegefeuer und 14 das Paradies zum Thema. Das Zahlenverhältnis zeigt, daß die Hölle immer noch der Ort war, aus dem die meisten Lehren gezogen wurden, obwohl Caesarius ein liberaler und barmherziger Geistlicher war und das Fegefeuer noch nicht in dem Maße „infernalisiert" war wie in den späteren Jahren des 13. Jahrhunderts. Die Prediger hatten es sich zur Aufgabe gemacht, die Gläubigen das Fürchten zu lehren. Das Fegefeuer hatte sich zwischen Hölle und Paradies einen gleichwertigen Platz erobert.

In den Exempla zum Fegefeuer hat Caesarius von Heisterbach die Doktrin vom Fegefeuer rezipiert. Das Fegefeuer war zum festen Bestandteil des letzten Kapitels christlicher Summen, des Kapitels über die „Letzten Dinge", geworden. In ihnen spiegelt sich das religiöse Leben in seiner veränderten Form wider.

Da wird ein Jüngling, der, um ein gutes Examen abzulegen, auf den Rat des Teufels einen magischen Stein als Talisman mit in das Examen

---

Heisterbach, dem die heilige Agathe mitteilt, daß eine schmerzhafte Krankheit von sechzig Tagen auf dieser Welt im Fegefeuer wie sechzig Jahre zählt.
VII, 16: Christian, ein Mönch aus Hemmenrode, der der Jungfrau Maria huldigt, sieht seine Seele in einer Vision durch ein großes Feuer gehen, kommt aber schließlich ins Paradies.
VII, 58: Ein Übeltäter ist bereit, zu Ehren der Jungfrau Maria sonnabends kein Verbrechen zu begehen; er läßt sich hängen und köpfen und entgeht so dem Fegefeuer.
IX, 11: Der von Abt Gilbert wieder zum Leben erweckte Laienbruder Mengoz berichtet, er habe im Jenseits Tote gesehen, die nach dreißig Tagen aus dem Fegefeuer erlöst werden sollten.
(*J. Le Goff*, S. 366, Anm. 127).

nimmt, plötzlich krank und stirbt. Obwohl er noch die Beicht ablegen kann und den Talisman weit von sich wirft, gelangt seine Seele in „ein Tal des Grauens, wo Geister mit langen spitzen Nägeln mit ihr, wie mit einem Ball spielen und ihr dabei schmerzhafte Verletzungen beibrachten“[17]. Gott hat Erbarmen. Er gebietet den Dämonen Einhalt. Die Seele kehrt in den Körper des Studenten zurück. Er wird Zisterzienser, sogar Abt von Morimond. Der Novize, mit dem der Mönch den Dialog führt, will wissen, ob das „Tal des Grauens“ die Hölle oder das Fegefeuer sei. Es sei nicht die Hölle, lautet die Antwort des Mönches. Der Student habe ja in der Beicht Reue gezeigt. Der Novize als Gesprächspartner des Mönches veranlaßt durch seine Fragen den Caesarius, Informationen über die Topographie von Himmel, Hölle und Fegefeuer geschickt zu propagieren.

In einer anderen Mirakelgeschichte zeigt Caesarius auf, wie wenig ein Mensch, der schuldig geworden ist, tun kann oder tun muß, außer daß er zur Beicht geht. Ein junger Mönch war aus dem Kloster geflohen und zum Verbrecher geworden. Vor seinem Sterben sucht der ehemalige Mönch einen Beichtvater auf, der ratlos ist im Hinblick auf die Buße, die er einem solchen Mann auferlegt. Da legte der Sterbende selber die Buße auf, nämlich einen zweitausend Jahre währenden Aufenthalt im Fegefeuer. Er bat aber den Beichtvater, einem ihm befreundeten Bischof einen Brief zu übermitteln, in welchem er den Bischof bat, für ihn zu beten. Der abtrünnige Mensch starb und kam ins Fegefeuer. Der Bischof ließ ein Jahr lang alle Geistlichen der Diözese für ihn beten. Nach einem Jahr erschien der Tote dem Bischof und sagte, „tausend Jahre sind dank des Gebetes auf ein Jahr geschrumpft“. Er erbat sich für ein zweites Jahr Gebetshilfe, was ihm gewährt wurde. Nach Verlauf dieses zweiten Jahres vermeldete der Tote in einer Vision dem Bischof den Einzug ins Paradies. Wohl kann Caesarius den Novizen aufmerksam machen, daß Zerknirschung wirksamer sei als Fürbitten, aber die Gebetsleistung der Priester als Tun der Kirche ist im Bewußtsein der Menschen attraktiver geworden als die Trauerarbeit des einzelnen.

Die Bilder, die unmittelbar auf sündige Menschen wirken sollten, um sie zu Umkehr und Reue zu bewegen, werden selbst zu Bestandteilen der Lehre. Sakramente und religiöse Praktiken der Kirche, die

[17] Zit. nach *Le Goff*, S. 366.

die Umkehr des reuigen Menschen unterstützen sollten, werden zu Instrumentarien, die von autorisierten Personen, den Priestern, benützt werden, um den Sünder an die Macht der Kirche zu verweisen und ihn von dieser Macht abhängig zu machen. Selbst das Gebet der Geistlichen einer ganzen Diözese wird eingesetzt, um die geistliche Macht zu demonstrieren.

„Die Prediger", kann Le Goff sagen, „hatten es sich zur Aufgabe, wenn nicht sogar zu ihrem Hauptanliegen gemacht, die Gläubigen das Fürchten zu lehren"[18].

Natürlich ist die Botschaft des Caesarius hoffnungsvoll. Man braucht nicht unbedingt das Schlimmste zu befürchten und zu erwarten. Durch bestimmte Praktiken, u.a. auch durch die Marienverehrung, kann man die verdienten Strafen, die ins Fegefeuer und nicht mehr in die Hölle verlegt werden, abwenden.

Da die Prediger des 13. Jahrhunderts es immer mehr mit städtischer Bevölkerung zu tun hatten, wurden sie mit den Problemen und mit den Sünden dieser sozialen Schicht konfrontiert.

Die Geschichte des Wucherers von Lüttich macht auf dieses soziale Umfeld aufmerksam. Der Mönch in dem Dialog des Caesarius erzählt:

> „Ein Wucherer starb zu unserer Zeit in Lüttich und ward vom Bischof aus dem Kirchhof hinausgeworfen. Sein Weib aber wandte sich an den Apostolischen Stuhl und bat um die Gunst des Kirchhofs, und da der Papst sie nicht erhören wollte, führte sie folgendes für den Gatten an: Ich höre, Herr, daß Mann und Weib eins sind und daß der Apostel sagt, ein ungläubiger Mann könne durch ein gläubiges Weib zum Heil gelangen. Was immer daher mein Mann zu wenig getan hat, das will ich, die ich ein Teil seines Leibes bin, gern nachholen. Ich bin bereit, mich für ihn einschließen zu lassen und Gott für seine Sünden Genugtuung zu leisten. Da die Kardinäle für sie baten, ward auf Befehl des Papstes der Mann auf den Kirchhof zurück gebracht. Neben seinem Grab ließ jene sich ein Häuschen bauen, wo sie sich einschloß und mit Almosen, Fasten, Beten und Wachen bei Tag und bei Nacht Gott mit seiner Seele auszusöhnen sich bemühte. Nach sieben Jahren erschien er ihr in düsterm Gewand, dankte ihr und sagte: Möge dir der Herr vergelten, daß ich durch deine Mühen der Tiefen der Hölle und den ärgsten Strafen entrissen bin. Wenn du noch

[18] *Le Goff*, S. 365.

fernere sieben Jahre ähnliche Guttaten an mich wendest, so kann ich völlig befreit werden. Als sie dies getan hatte, erschien er in weißem Gewand und mit heiterem Gesicht und sagte: Gott und dir sei Dank, heute bin ich befreit worden.

Der Novize: Wie kann er sagen, er sei heute aus der Hölle befreit worden, einem Ort, wo es keine Nachlassung gibt? Der Mönch: Die Tiefe der Hölle meint die Härte des Fegefeuers. Desgleichen wenn die Kirche für die Verstorbenen betet und es heißt: „Jesus Christus unser Herr, ruhmreicher König, befreie die Seelen aller verstorbenen Gläubigen aus den Klauen der Hölle und dem untersten Pfuhl usw.“, so betet sie nicht für die Verdammten, sondern für die, die gerettet werden können. Die Klauen der Hölle, der unterste Pfuhl – d. h. hier die Härte des Fegefeuers. Was unseren Wucherer betrifft, so wäre er nicht von seiner Pein befreit worden, wenn er nicht im Sterben seiner Reue Ausdruck verliehen hätte“[19].

Diese Geschichte macht deutlich, wie rigoros die Kirche ihre Gewalt über die Gnadenmittel anwandte. Längst sind die Zeiten vorbei, in denen die kirchliche Gemeinschaft als solche die Seelen der Verstorbenen dem barmherzigen Gott im Gebet anvertraute. Die kirchliche Gemeinschaft, sich ihrer fürbittenden Macht bewußt, stellte Bedingungen für den auf, der in gottgeweihter Erde ruhen wollte. Wer diese Bedingungen nicht erfüllen konnte, der wurde bestraft.

Zwei neue Elemente treten in dieser Geschichte auf und sind bemerkenswert. Le Goff hat auf sie aufmerksam gemacht.

„Überraschend ist und war es vermutlich auch für die Hörer und Leser dieses Exempels im 13. Jahrhundert, daß der Held, der Nutznießer dieser Geschichte, ein Wucherer ist, während die Kirche zur gleichen Zeit in verstärktem Maße die wiederholt auf Konzilien streng verurteilte Wucherei bekämpfte und die Christenheit eine Kampagne gegen die Wucherei unternahm, die zu Beginn des 13. Jahrhunderts in Norditalien und in Toulouse besondere Aufmerksamkeit erregte und die Habgier im Begriff war, dem Stolz in der Reihe der Todsünden den Rang abzulaufen“[20]. Der Wucherer war übrigens ein Lieblingsthema der romanischen Kunst und wurde in den Gerichtsdarstellungen an den Kirchenfassaden abgebildet. Die Gläubigen sahen ihn, „wie er als sichere Beute der Hölle von seiner

---

[19] Zit. nach *Le Goff*, S. 369 f.

[20] *Le Goff*, S. 370 f.

> gefüllten Geldbörse, die ihm um den Hals hängt, ins Gehenna hinabgezogen wird“[21].

Bemerkenswert an dieser Geschichte ist aber auch die Rolle der Frau, ihre Argumentation, mit der sie die Seele ihres Mannes aus der Macht der Kirche retten will, und die „Eigenleistung“, die sie erbringt, um ihren Mann zu retten. Es sind gleich mehrere Tabus, die sie als Frau durchbricht.

Das religiöse Leben des Mittelalters fand im Stiftungswesen einen sehr massiven Ausdruck. „Do ut des, – ich gebe, damit Du, Gott gibst“ – war eines der Prinzipien dieser Frömmigkeit. Geben konnte der Besitzende, der Adel, dessen Alltagswelt von feudalen Strukturen geprägt war. Das Stiftungswesen, das von feudalen Strukturen bestimmt wurde, wurde vom Adel getragen. Es war total in das feudale Gesellschaftssystem integriert. Als die städtische Bevölkerung sich seiner sozialen Stellung bewußt wurde, stiftete auch sie Kirchen und Altäre und Messen. Auch die Ehe war den feudalen Strukturen unterworfen. Der Mann dominierte im gesellschaftlichen und im religiösen Bereich. Eine Frau hätte im Hinblick auf Fürbitte für verstorbene Seelen ebensowenig Rechte wie in der Ehe. Der Frau des Wucherers gelingt es, päpstliche Verbote aufzuheben. Sie läßt sich von der Macht der Hierarchie nicht abschrecken. In ihrer Argumentation vertritt sie gegenüber der feudalen Ehekonzeption eine Auffassung, in der die Gleichberechtigung der Partner durchscheint. Und schließlich verläßt sie sich nicht auf die Praktiken der Kirche, sondern leistet eigenverantwortlich Trauerarbeit für ihren verstorbenen Mann. Bezeichnenderweise läßt die Frau für ihren Mann keine Messen lesen.

Hier deutet sich an, wie durch die Erfahrung der Frau und in ihren Erfahrungsbereichen eine Wirklichkeit entdeckt wird, die nach innen verlegt wird und die geistige Dimensionen offenlegt. Aber diese Wirklichkeit kommt ebensowenig zum Tragen – es sei denn, wir würden die Mystik verallgemeinern –, wie die Frau als Frau im Mittelalter von der Hierarchie ernst genommen wird.

---

[21] *Le Goff*, 371.

Die mittelalterliche Lehre der Hölle dominiert über die menschliche Erfahrung.

Es gibt offensichtlich eine Tradition innerhalb der Kirche, die die Erfahrungen der Menschen nicht zur Kenntnis nimmt. Sie ist leichter anzuwenden, wenn es sich um Dissidenten oder Ketzer handelt. Diese Tradition ist im Kontext mit der Entfaltung der Lehre von der Hölle zu sehen. Die offizielle Lehre der Kirche kennt eine ewige Hölle, in der Menschen mit unterschiedlichen Strafen gequält werden. Diese Lehre wurde entsprechend ihrer Zielrichtung, die totale Ausgrenzung von Menschen, auch angewendet, wo man ausgrenzen wollte.

Die Auswirkungen dieser Lehre waren verhängnisvoll, wenn man sie im Kontext der Kirchenzugehörigkeit interpretierte. Daß außerhalb der Kirche niemand gerettet werde, wurde von den Päpsten des Mittelalters mehrfach behauptet. Schließlich wurde dieser Satz „außerhalb der Kirche kein Heil" in dem sogenannten „Jakobinerdekret", das 1442 auf dem Konzil von Florenz den Kopten und Äthiopiern im Fall ihrer Rückkehr zur römischen Kirche zur Annahme vorgelegt wurde, in eine sehr massive Form gebracht.

> [Die heilige römische Kirche] glaubt fest, bekennt und verkündet, daß „niemand außerhalb der katholischen Kirche, weder Heide" noch Jude noch Ungläubiger oder ein von der Einheit Getrennter des ewigen Heiles teilhaftig wird, vielmehr dem ewigen Feuer verfällt, das dem Teufel und seinen Engeln bereitet ist (Mt 25, 41), wenn er sich nicht vor dem Tod ihr [der Kirche] anschließt. So viel bedeutet die Einheit des Leibes der Kirche, daß die kirchlichen Sakramente nur denen zum Heil gereichen, die in ihr bleiben, und daß nur ihnen Fasten, Almosen, andere fromme Werke und der Kirchendienst des Christenlebens den ewigen Lohn erwirbt. „Mag einer noch so viele Almosen geben, ja selbst sein Blut für den Namen Christi vergießen, so kann er doch nicht gerettet werden, wenn er nicht im Schoß und in der Einheit der katholischen Kirche bleibt"[22].

Das Zitat in diesem Dekret des nordafrikanischen Bischofs Fulgentius von Ruspe (+ 532), stammt aus der Schrift „De fide" und wird, wie in lehramtlichen Schreiben üblich, ohne Rücksicht auf den „Sitz im Leben" verwendet. Auch die Stelle aus dem Matthäus-Evangelium

---

[22] Dekret für die Jakobiten vom 4. Februar 1442. *Hünermann* 1330-1353.

(Mt 25, 41) sagt nichts im Kontext von Mt 25 über die Kirchenzugehörigkeit aus.

Papst Gregor VII. hatte im Dictatus papae festgelegt: „Niemand soll für einen Katholiken gehalten werden, der nicht mit der römischen Kirche übereinstimmt“[23].

Innozenz III. verlangte 1208 von den Mitgliedern der Waldenserbewegung, die zur römischen Kirche zurückkehrten, das Bekenntnis: daß außerhalb der Kirche niemand gerettet werde (extra quam neminem salvari)[24].

Clemens VI. forderte 1351 von den Armeniern als Gegenleistung für seine Hilfe in ihrer Bedrängnis durch den Sultan, daß sie ein umfangreiches Glaubensbekenntnis annahmen, u.a.:
daß kein Mensch von allen Erdenpilgern außerhalb des Glaubens der römischen Kirche und ohne Gehorsam gegenüber den Bischöfen von Rom am Ende gerettet werden kann (Quod nullus homo viatorum extra fidem ipsius Ecclesiae et obedientiam Pontificum Romanorum poterit finaliter salvus esse)[25].

Bonifaz VIII. hatte in seiner Bulle „Unam sanctum“ von 1302 behauptet, daß außerhalb der katholischen und apostolischen Kirche weder Heil noch Sündenvergebung sei (extra quam nec salus est nec remissio peccatorum)[26].

Das Dekret von 1442 hat die offizielle Höllenlehre des Mittelalters nur fortgeschrieben.

Die Folgen der totalen Ausgrenzung Andersdenkender, wie sie in der kirchenoffiziellen Lehre der Hölle fixiert ist, waren verhängnisvoll, als spanische Missionare 1492 Lateinamerika eroberten und unterwarfen. Sie erklärten den Indios, daß all ihre Vorfahren und Verwandten im Feuer der ewigen Hölle schmachteten, weil sie keine Taufe empfangen hatten und nicht zur allein seligmachenden Kirche gehörten.

Bilder der spätjüdisch-frühchristlichen Tradition waren im Laufe der Kirchengeschichte objektivierbare Wahrheiten geworden, die jederzeit als Waffe gegen Andersdenkende eingesetzt werden konnten und im Fall der Eroberung der Indios auch eingesetzt wurden.

---

[23] Zit. nach *Vorgrimler* 211.

[24] Zit. nach *Hünermann* 790-797.

[25] Zit. nach *Vorgrimler*, 211; *Hünermann* 1050-1085; 1060; 1066 f.

[26] Zit. nach *Vorgrimler*, *Hünermann* 870-875; 875.

Bilder des Glaubens und die Erfahrungen der Menschen

In den vorangegangenen Abschnitten wurde versucht, einen kurzen, beispielhaften, wenn auch sehr punktuellen Abriß oder besser einen Einblick in die Tradition der Höllenbilder in der christlichen Verkündigung zu geben. Der Gebrauch dieser Bilder in Lehre und Verkündigung war ambivalent. Mit Bildern kann man Unsagbares sagbar machen. Unsagbar ist die geistige Dimension, das Innere des Menschen, die seelische Wirklichkeit. In Bildern nähert man sich dieser Wirklichkeit. Origines setzte auf die geistige Dimension, auf das Innere des Menschen, wenn er den Glauben an Gott vermitteln wollte. Die Kirche als Gemeinschaft entschied sich für objektive Wirklichkeiten. Das hing damit zusammen, daß sie sich nach der konstantinischen Wende auch äußerlich als Gemeinschaft erfuhr, im gesellschaftlichen Leben präsent war und, nachdem der Kaiser seine Residenz nach Byzanz verlegt hatte, in Rom gesellschaftspolitische Bedeutung gewann. Das Gebet der Gemeinschaft für die Verstorbenen war mächtiger als das Gebet des einzelnen. Die Kirche übte Macht über die toten Seelen aus. Sie regelte den Zugang zum ewigen Leben durch Gebet. Sie erließ Vorschriften für das Begräbnis in geweihter Erde, forcierte die Krankenölung als „letzte Ölung" und sie und ihr Klerus lebten von Meß-, Altar- und Gemeinschaftsstiftungen (sog. Stifte). Die mittelalterliche Kirche wurde durch das Stiftungswesen, das entsprechend dem mittelalterlichen Feudalwesen organisiert wurde, reich und mächtig. Im Hinblick auf das Stiftungswesen trifft zu, was Friedrich Heer im Anschluß an das eingangs erwähnte Zitat von C. G. Jung festgestellt hat, nämlich „eine fundamentale Tatsache, die Europa vom 6. Jahrhundert an überschattet: seine Völker sind ‚schlecht getauft'. Sie sind sehr rasch politisch getauft, kirchlich überherrscht worden; ihr gesamter leibseelischer Untergrund lebt jedoch weiterhin in ganz anderen Bezügen ...[ein Untergrund], in dem die alten Götter sowie ihre Himmel und Höllen in einer archaischen Seelenlage ihre lange Zeit unzerstörbare Heimat haben"[27].

---

[27] F. Heer, Abschied von Höllen und Himmeln. Vom Ende des religiösen Tertiär (Ullstein Buch, Nr. 34634), Frankfurt a. M. 1990, 81.

Die Bilder aus dem archaischen Untergrund werden dem feudalen System nutzbar gemacht und christlich getauft. Ohne Zweifel hatten die Höllenvisionen eine wichtige Funktion im Rahmen der christlichen Verkündigung und Erziehung. Sie dienten als Mahnung zur Buße. Die Höllenbilder in der Visionsliteratur wurden immer konkreter, anschaulicher, drastischer und wirklicher.

In der Theologie des Mittelalters wurde eine Systematisierung vorgenommen:

Je nach Eigenart der Sünde wurde die Strafe entsprechend gewählt. Man war bemüht, einen einleuchtenden Zusammenhang von Sünde und Strafe festzuhalten. Im Laufe der Zeit stellen sich eine Reihe von Differenzierungen ein, von denen man nicht sagen kann, ob sie ihren Ursprung in der theologischen Reflexion oder in den Erfahrungen der Menschen haben, die in städtischer Umgebung zu neuem Bewußtsein gelangen. Ab dem 12. Jahrhundert gewann nämlich die Unterscheidung von läßlicher Sünde und Todsünde an Bedeutung. Die Jenseitsstrafen mußten dieser formalen Unterscheidung entsprechen. Nur die Todsünden führten in die Hölle, die läßlichen Sünden waren der Stoff, mit denen die „Geburt des Fegefeuers" vorbereitet wurde. Innozenz IV. hatte 1254 gegenüber den Griechen festgestellt, daß es neben der ewigen Gehenna für die durch die Buße nicht nachgelassenen Todsünden die Möglichkeit gebe, durch ein vorübergehendes Feuer von den leichteren Sünden befreit zu werden[28]. Thomas von Aquin stellte in seiner Summa Theologia fest: "Was sich nämlich unendlich unterscheidet, kann nicht einer Art noch einer Gattung sein. Läßliche und tödliche Sünden unterscheiden sich aber unendlich: die läßliche erfordert nämlich zeitliche Strafe, die tödliche ewige"[29]. Die Hervorhebung des Fegefeuers ging auf Kosten des Umfangs und des theologisch-religiösen Stellenwerts der herkömmlichen Hölle. Ein Teil der Hölle wurde entschiedener ausgegrenzt als zuvor, als Region, über die die Kirche und die Nachlebenden durch Gebete einen Einfluß nehmen können.

---

[28] Im Anschluß an 1 Kor 3, 15.

[29] STh Ia 2ae, q 72, Art 5.

Im Zusammenhang mit der Entfaltung des Bußsakramentes als Mittel des Heils in der Hand des Priesters kam es zu einer weiteren Differenzierung, nämlich zu einer Trennung von Schuld und Strafe. Die Tilgung der Schuld fiel in die Zuständigkeit Gottes. Die Strafe legte der Priester im Namen der Kirche auf. Was im Leben an Genugtuung und Buße nicht geleistet werden konnte, wurde auf die Zeit verlegt, die die Seele im Fegefeuer zubringt. Das gesamte Leben der Laien wurde durch den Beichtzwang, den Innozenz III. auf dem Vierten Laterankonzil vorschrieb, auf die Buße ausgerichtet. Vor allem gab es eine Palette von Äquivalenten, mit denen die Strafen, die auf Erden nicht gebüßt werden konnten, abgeleistet werden mußten: Almosen, gute Werke, Messen. Die Sieben Werke der Barmherzigkeit wurden als Gegenmittel zu den sieben Todsünden empfohlen.

Wie man in Klosterkreisen einen Ausweg fand, schwere Sünden, wie z. B. Gotteslästerung oder Unzucht, die geradewegs in die Hölle führen mußten, zu kompensieren, so wurden auch über die Vorstellung des Fegefeuers die Folgen der „bürgerlichen" Todsünden gemildert. Der Aufenthalt im Fegefeuer gab der Ordensgemeinschaft der Zisterzienser die Möglichkeit, durch neue Formen der Frömmigkeit die Folgen der Sünden zu mildern, Schaden zu begrenzen. Das führte zu einem Aufschwung der Marienfrömmigkeit. Was die Solidarität der Ordensgemeinschaft bewirkte, das führte in Laienkreisen zu Aktivitäten, die gern als Frömmigkeit bezeichnet wurden. „Für die verachteten und verurteilten sozio-professionellen Gruppen, die z. B. mit Blut oder mit Geld umgingen und als unrein betrachtet wurden, (bestand) eine Hoffnung auf Rettung, so es ihnen gelang, sich auf dieser Welt ihre Nächsten zu verpflichten. Die Gattin konnte hier, gleich der heiligen Jungfrau, Wunder wirken, und die besondere Aufmerksamkeit der Anti-Wuchergesetzgebung und -justiz galt im 13. Jahrhundert den Witwen der Wucherer"[30].

Den bislang der Verdammnis anheimgefallenen Berufskategorien wie Kaufleuten, Geldverleihern wurde eine Möglichkeit der Errettung gewiesen.

In diesem Zusammenhangt zeigt Le Goff, „wie der Wucherer im Laufe des 13. Jahrhunderts unter bestimmten Bedingungen der Hölle

30 Le Goff 371.

entrissen und durch das Fegefeuer und dank des Fegefeuers gerettet wurde“[31]. Daraus hat er die provozierende Hypothese abgeleitet, „daß das Fegefeuer, indem es das Heil eines Wucherers ermöglichte, die Entstehung des Kapitalismus begünstigte“[32]. Er hebt die Rolle des Fegefeuers auf sozio-professioneller Ebene hervor, „denn das Fegefeuer hatte in der Tat die Funktion, der Hölle bestimmte Kategorien von Sündern zu entziehen, die ob der Natur und der Schwere ihrer Schuld oder ob der traditionellen Ablehnung ihres Berufes zuvor kaum die Möglichkeit hatten, der Hölle zu entgehen“[33].

Die Lehre vom Fegefeuer und die sie propagierenden Bilder hatten Auswirkungen auf Lebensformen und religiöse Praxis der Laien. Im Orden der sogenannten Humiliaten wurden Elemente einer aus der neuen Bußpraxis resultierenden Soziallehre praktiziert. Die Angehörigen dieser Kommunität verpflichteten sich zur Rückgabe von Wuchergewinn, sie lehnten Kleiderluxus ab, betonten Handarbeit und übten Werke der Barmherzigkeit.

Die Bettelorden entwickelten sich zu Spezialisten der „Sterbebegleitung“. Der Wunsch der Laien, im Umfeld der Orden begraben zu werden, um deren Werke und Fürsprache teilhaftig zu werden, wurde insofern befriedigt, daß man die Laien im Ordenskleid begrub. Gegen Bezahlung, versteht sich. Durch diese Sterbebegleitung wurden die Reichtümer der Bettelorden vermehrt.

Die Ansätze, die im 13. Jahrhundert faßbar werden, wonach Bilder und Lehren der Kirche in den Erfahrungsbereich der Menschen eindringen und die Bedürfnisse und die Seelen der Menschen verändern, so daß diese zur individuellen Aufarbeitung von Schuld, zu Trauerarbeit und zur gesellschaftlichen Vernetzung untereinander, zu echter Solidarität gelangen, – diese Ansätze kamen nicht zur Entfaltung. Der Einsatz der Bilder seitens der Kleruskirche, um Macht zu demonstrieren, Abhängigkeiten zu schaffen, Loyalität zu erzeugen, – dieser Einsatz war massiver. Dieser Einsatz entsprach auch dem gesellschaftlichen System des Feudalismus. Solange der Mensch in diesem System stand, waren die Sicherheitsbedürfnisse, die Verdrängungsmechanismen und die Kompensationswünsche stärker.

---

[31] Ebd.
[32] Ebd.
[33] Ebd.

Die Geschichte lehrt uns beides: das Machtstreben der Institution und, daß es möglich ist, sich aus diesem System zu lösen. Eine Spannung, die in uns selbst erlebbar ist, kann nur gelöst werden, wenn wir uns der befreienden Kraft der Bilder öffnen, wenn wir durch diese Bilder zu unserer Wahrheit finden, wenn wir mündig werden, wenn wir uns selbst werden. Dann stehen wir unmittelbar vor Gott. Paulus war sich gewiß, „daß weder Tod noch Leben, weder Engel noch Gewalten, weder Gegenwärtiges noch Zukünftiges, noch Kräfte, weder Hohes noch Tiefes, noch irgendein anderes Geschöpf uns zu scheiden vermag von der Liebe Gottes, die in Christus Jesu ist, unserem Herrn" (Röm. 8, 38 f.).

Die Differenzierung der Jenseitsvorstellungen kann als Aussicht auf Hoffnung gedeutet werden.

In den Vorstellungen vom Fegefeuer wird die Angst genommen, man könnte das Leben total verfehlt haben. Es gibt Phasen, in denen die Menschen zur echten Umkehr geführt werden. Es gibt Prozesse, die in Gang gesetzt werden, die Läuterung und Reifung in den Menschen bewirken.

Es gibt die Möglichkeit, daß die Beziehung zu den Verstorbenen im Sinne der Solidarität und des sich Treffens über die Grenze des Todes wirkt. Aber es gibt auch die Verlagerung der Probleme, die individuelle oder kollektive Ängste aufgewühlt haben. Dort wo das Jenseits lokalisiert, materialisiert, objektiviert wird, dort gibt es den Mißbrauch, die Machtausübung im Sinne des Feudalsystems und die Herrschaftsausübung als Ab- und Ausgrenzung.

Bilder, die die Wirklichkeit umschreiben, die nicht materialisiert werden, bringen eine geistige, aber nicht unwirkliche Welt zur Sprache. Deshalb ist auch die Interpretation des Bildes und der dahinterliegenden Wirklichkeit nie eindeutig. Was nur umschrieben wird, kann auch nicht objektiviert oder lokalisiert werden.

Auch aus diesem Grund muß die Interpretation der Bilder offen bleiben. Wer das nicht zuläßt, vergewaltigt den Menschen, zerstört die geistige Dimension, bekämpft die Wahrheit des Menschen.

Der Mensch muß selber laufen lernen, er muß Fehler machen dürfen. Nur so hat es einen Sinn, von der Barmherzigkeit Gottes zu reden. Der Mensch muß in seinen Erfahrungen ernst genommen werden. Sakramente als Mechanismen oder als automatische Institution nehmen die Menschen nicht ernst. Dafür wird die Abhängigkeit von diesem Mechanismus bewußt erfahren.

Instrumentalisierung, Objektivierung und Lokalisierung geistiger Prozesse verhindern die Menschwerdung.

Der Mensch heute ist weiter, reifer und selbstbewußter als die Kirche ihm an Erfahrung zutraut.

Aufgrund dieser Erfahrungen sind die Ansätze von Solidarität zu sehen. Es sind Grenzerfahrungen, die zur Vernetzung führen. Im Mittelalter führte die Grenzerfahrung auf der Basis des Feudalsystems zu Loyalität. Man suchte bei Höhergestellten Schutz und geriet dadurch in Abhängigkeit. Die Abhängigkeit war ein Bewußtsein, immer hinter dem Geschuldeten zurückgeblieben zu sein.

Die Zukunft der Kirche liegt dort, wo Traditionen, die unterdrückt wurden, und „Trümmer" auf dem Weg zur Menschwerdung des Menschen zur Kenntnis genommen werden.

Nicht alles, was sich in der Kirche entwickelt hat und geworden ist, ist christlich und gut.

Die Überlieferung ist breiter, als man gemeinhin zugibt. Der Strom dessen, was überliefert ist, ist reichhaltiger, - Pluralismus gibt es auch in der Vergangenheit! Es gilt, was Paul Tillich einmal gesagt hat: „Die Wahrheit ist tot ohne den Weg zur Wahrheit"[34].

Es geht heute nicht mehr nur darum, daß wir uns die Wahrheit von oben sagen lassen, daß wir sie uns überstülpen lassen, daß wir nur den Katechismus lesen, daß wir nur Enzykliken rezipieren.

Als Gottesvolk „unterwegs" und als einzelne machen wir Erfahrungen. Diese Erfahrungen gehören zur Wahrheit, diese Erfahrungen sind unsere Wahrheit. Das Bewußtsein des einzelnen heute ist ein anderes als im Mittelalter oder im 19. Jahrhundert - und auch das ist ein Stück Wahrheit. Zu den Grunderfahrungen heute gehört die Solidarität, nicht mehr die Loyalität. Diese gehört dem Zeitalter des Feudalismus an. Der Mensch, der seine eigenen Erfahrungen macht, erfährt auch seine Grenzen. Solidarität ist eine Frucht der Erfahrung jener Menschen, die sich in ihren Grenzen annehmen. Diese Solidarität führt zur Vernetzung und zur Gemeinschaft.

Dietrich Bonhoeffer hat auf die Bedeutung der fragmentarischen Existenz hingewiesen:

---

[34] Zit. nach Gerhard Wehr: Stichwort – Damaskus-Erlebnis. Der Weg zu Christus nach C.G. Jung (Psyche und Glaube, Bd. 3), Stuttgart o.J., S. 20.

„Unsere geistige Existenz aber bleibt ein Torso. Es kommt wohl nur darauf an, ob man dem Fragment unseres Lebens noch ansieht, wie das Ganze eigentlich angelegt und gedacht war und aus welchem Material es besteht. Es gibt schließlich Fragmente, die nur noch auf den Kehrichthaufen gehörten..., und solche, die bedeutsam sind auf Jahrhunderte hinaus, weil ihre Vollendung nur eine göttliche Sache sein kann, also Fragmente, die Fragmente sein müssen"[35].

Durch die Politik- und Institutionsgeschichte haben Historiker bislang verhindert, daß die Zusammenbrüche sichtbar geworden sind. Fundamentalisten und Hierarchen benützen die Geschichte, um Systeme und Macht zu stabilisieren. Der Historiker muß die Umbrüche und Verwerfungen aufzeigen, die die Theorien und Dogmen hinterlassen. Der Historiker muß Leiden offenbar machen, unter denen Menschen gelitten haben, Leiden, in denen sich Zukünftiges andeutet. Der Historiker muß den Minderheiten Gehör schenken, auf deren Ideen die Zukunft gebaut wird. Dort, wo es um Freiheit und Gewissen geht – diese zarten Pflanzen müssen zum Leben gebracht werden – dort muß auch Geschichtsforschung eingesetzt werden, um das neue Bewußtsein zu stärken. Die Bilder des Glaubens und ihre Wirkungen gehören zur Geschichte. Wir haben lange genug die Geschichte der Sieger geschrieben.

---

33 Dietrich Bonhoeffer: Widerstand und Ergebung. Briefe und Aufzeichnungen aus der Haft, hg. von Eberhard Bethge. Siebenstern Taschenbuch, Bd. 1, München 1961, S. 115.

Bernd Jochen Hilberath

Reinkarnation oder Auferstehung der Toten?

Ein Vergleich zweier Hoffnungsbilder

Gibt es ein Leben vor dem Tod? So lautete vor Jahren die Inschrift auf einer Hauswand in Nordirland, die durch häufiges Zitieren inzwischen berühmt geworden ist. Warum sie zitiert wird, scheint auf der Hand zu liegen: Für sehr viele Menschen unserer Tage ist die Frage „Gibt es ein Leben nach dem Tod?" zurückgetreten hinter der Frage „Gibt es ein Leben vor dem Tod?" Ja, es kann sogar sein, daß diese Frage „Gibt es ein Leben vor dem Tod?" kritisch gegen den Glauben an ein Weiterleben nach dem Tod vorgebracht wird. Eines scheint klar zu sein: Wer heute etwas über ein Leben nach dem Tod bzw. über den Tod hinaus sagen, behaupten, zu glauben auferlegen will, muß darüber Rechenschaft geben, wie dieses nachtodliche Leben sich zu dem Leben hier und jetzt verhält. Der Vergleich zwischen Reinkarnationslehre und Auferstehungsglaube – als zweier Hoffnungsbilder für ein Leben über den Tod hinaus – dient also nicht der Befriedigung unserer theoretischen Neugier, sondern entspringt der Frage nach dem grundlegenden Zusammenhang zwischen Leben und Sterben vor dem Tod und dem Leben (und Tod?) nach dem Tod zusammen. Für die Erörterung legt sich der folgende Aufbau nahe: Zunächst (1.) versuche ich, in groben Zügen das Hoffnungsbild „Reinkarnation" nachzuzeichnen; dann (2.) erkläre ich, wie christliche Theologie heute das Hoffnungsbild von der Auferstehung der Toten verwendet. Im 3. Abschnitt vergleiche ich die beiden Hoffnungsbilder, indem ich sie als unterschiedliche Antworten auf gemeinsame Fragestellungen in den Blick nehme; meine Option für das christliche Hoffnungsbild stelle ich dabei unter die Überschrift „Inkarnation statt Reinkarnation".

1. Grundzüge der Reinkarnationsvorstellung

1.1 Hinweis zur Begrifflichkeit

Re-inkarnatio heißt wörtlich Wieder-Einfleischung. Diese wortwörtliche Übersetzung gibt Aufschluß über die Grundstruktur dieser Vorstellung: Einerseits geht es um ein Wieder, eine Wiederholung, was die Annahme von etwas Bleibendem impliziert; andererseits um ein (erneutes) ins Fleisch Eintreten, gelegentlich auch Wiederverkörperung genannt. Eine gewisse Diastase, wenn nicht gar ein Dualismus zwischen dem Fleisch und dem in es Eintretenden deutet sich an. Dies gilt besonders da, wo der Ausdruck *Seelenwanderung (Metempsychose)* synonym für Reinkarnation verwendet wird: Die vom Körper unabhängige Seele wandert innerhalb der materiellen Welt oder kommt von außen erneut in diese. Gelegentlich hat die Seele dabei auch ihre eigene Welt, etwa die nichtkörperliche Astralwelt (vgl. R. Steiner). Hier wird deutlich, daß der Begriff Seelenwanderung sich nicht auf die Vorstellung von einem Leben nach dem Tod allein beschränken muß.

In der Regel ist mit dem Hoffnungsbild Reinkarnation die Vorstellung einer kontinuierlichen persönlichen Identität verbunden. Es gibt jedoch auch buddhistische Reinkarnationsvorstellungen, in denen die Idee einer mit sich identisch bleibenden Einzelseele ausdrücklich zurückgewiesen wird. Auch der in diesem Zusammenhang verwendete Begriff der *Wiedergeburt* impliziert nicht notwendig die Annahme einer persönlichen Identität, so daß er sogar gegen den der Reinkarnation abgesetzt werden kann.

Wiedergeburt kann also synonym für Seelenwanderung oder auch zur Übersetzung von Reinkarnation gebraucht werden, scheint häufiger aber in einem ganz anderen, vom christlichen Glauben her vertrauten Sinn verwendet zu werden, nämlich zur Beschreibung eines individuellen Erlebnisses („Ich fühle mich wie neugeboren"), zur Beschreibung einer Bekehrung, einer Umkehr, einer Erneuerung (vgl. das Verständnis der christlichen Taufe als Wiedergeburt aus dem Geist bzw. von neuem bzw. von oben her).

Daraus ergibt sich, daß eine unbesehene Wiedergabe des Begriffs Reinkarnation durch den der Seelenwanderung oder der Wiedergeburt mit Vorsicht zu betrachten ist und zu Mißverständnissen und

Fehlschlüssen führen kann. Wichtig ist die Unterscheidung der Begriffe bzw. die Nachfrage nach den dahinterliegenden Vorstellungen vor allem im Blick auf die Frage, ob es ein mit sich identisch bleibendes Ich gibt, das sich jeweils reinkarniert, wiedergeboren wird, weiterwandert usw.

1.2 Unterschiedliche Fassung des Hoffnungsbildes in Asien und im Abendland

Nun müssen wir auf einen hierzulande leider meist vernachlässigten Unterschied zwischen dem westlichen und dem östlichen Modell von Reinkarnation zu sprechen kommen. Denn für die Frage nach dem Zusammenhang der Vorstellung von einem Leben nach dem Tod mit der des Lebens vor dem Tod, dem Hier und Jetzt, für die Frage nach der persönlichen Identität wie für die Frage nach dem Sinn des Ganzen ist der Unterschied zwischen diesen beiden Ausprägungen des Hoffnungsbildes fundamental. Der Unterschied ist so fundamental, daß sich zunächst die Rede von zwei *Modellen* nahelegt; allerdings wird sich zeigen, daß auch das asiatische Modell mit einer hoffenden Aussicht verbunden sein kann. Präzisierend und vor vorschnellen Wertungen mahnend muß hinzugefügt werden, daß diese beiden Modelle sich nur so lange klar voneinander abgrenzen lassen, als wir auf den ursprünglichen Kontext, die ursprüngliche Herkunft achten. Inzwischen haben sich auch die Vorstellungen in asiatischem Kontext erheblich ausdifferenziert, ja auch sie sind nicht unbeeinflußt geblieben von der Entwicklung der Zivilisation, der Wissenschaft usw. Umgekehrt gilt auch für den Westen, daß hier zunehmend östliche Vorstellungen adaptiert wurden.

„Es ist in den vergangenen Jahren oft festgestellt worden, daß die hinduistischen und buddhistischen Reinkarnationsvorstellungen im Unterschied zu den westlichen pessimistisch sind... Das ist in der Tat ein Kennzeichen des östlichen Reinkarnationsglaubens in seiner traditionellen Gestalt. Freilich nur in dieser, muß hinzugefügt werden. Seit dem Ende des 19. Jahrhunderts hat der optimistische Evolutionismus auch auf die östlichen Religionen übergegriffen und die Reinkarnationsvorstellungen beeinflußt. Der moderne Hinduismus konnte dabei auf Stellen in der Bhagavadgita zurückgreifen, die den Kreislauf der Wiedergeburten als Chance für die Vervollkommnung des Yogi verstehen. Umgekehrt sind alte westliche Konzepte der Seelenwanderung, z.B. die pythagoreischen, die von Platon aufgenommen wurden, keineswegs optimistisch. Der Unterschied zwischen optimistischen und pessimistischen Reinkarnationsvorstellungen ist weniger geographisch als zeitlich bedingt."[1]

Allerdings bleibt doch nach wie vor im westlichen Modell ein charakteristischer und, wie wir sagen würden, ein eben typisch westlicher Zug bestehen. Der Unterschied der beiden Modelle läßt sich grob so skizzieren: Für den Asiaten geht es darum, auf irgendeine Weise dem Kreislauf der Wiedergeburten zu entrinnen und so zur Ruhe, zum Stillstand zu kommen. D.h. das ständige Wiedergeborenwerden ist für ihn/sie ein Wiedergeborenwerdenmüssen, also etwas Zwanghaftes, etwas Leidvolles, etwas Negatives. Die typisch westliche Konzeption des Reinkarnationsmodells ist dagegen evolutionär-optimistisch ausgerichtet. D.h.: Es geht darum, die Fülle des Lebens oder jedenfalls der persönlichen individuellen oder in einem sonstigen Vorrat zugesprochenen Talente und Entwicklungsmöglichkeiten in mehreren Leben auszuprobieren und auszuschöpfen, sich zu vervollkommnen. Auch in dieser Vorstellung kann das erneute Leben mit dem Abtragen einer gewissen Schuld verbunden sein, aber es dominiert insgesamt das evolutionäre, optimistische Moment.

Ich lasse diese grobe Skizzierung der Modelle mit dem erneuten Hinweis, daß sie im einzelnen differenziert werden müssen, hier zunächst stehen. Ich denke, es könnte wichtig sein, noch einiges an Information zu geben zu den Begriffen Samsara und Karma, den beiden Grundbegriffen des östlichen Reinkarnationsmodells. Dies kann selbstverständlich, gerade soweit es sich um den Begriff des Karma handelt, nicht bis ins Detail geschehen. Ich beschränke mich also auf die Informationen, die ich für die Auseinandersetzung als hilfreich ansehe.

---

[1] *R. Hummel*, Reinkarnation. Weltbilder des Reinkarnationsglaubens und das Christentum, Mainz-Stuttgart 1988, 74f.

1.3 Samsara

Im Hinduismus und Buddhismus bezeichnet Samsara den anfangslosen Kreislauf von Geburt, Tod und Wiedergeburt. Deshalb eignet sich das Wort nicht als Synonym im eigentlichen Sinne für Reinkarnation, ist doch die Wiedereinfleischung – die Wiedergeburt, wie man präzise sagen müßte (jedenfalls dann, wenn die Frage nach der Identität der Seele negativ beantwortet wird) – nur ein Moment dieser Struktur. Angemessener würde also Samsara mit Vorüberfließen oder Strom (wir kennen ja auch das Wort Lebensstrom) übersetzt werden. Samsara ist von Haus aus ein eher negativ gefärbter Begriff, verbunden mit der Vorstellung eines stets wiederkehrenden Lebens = Todes, assoziiert mit Leid, mit Ausweglosigkeit. Dabei ist Samsara ein Grundgesetz des Daseins überhaupt, d.h. daß alle Existenzformen – außer den Menschen auch die Tiere, die Pflanzen, die Götter – in diesen Kreislauf eingebunden sind.

Entscheidend ist nun, wenn wir Religionen nach ihrem Hoffnungsbild vom vollendeten Leben, das zugleich ein Heilsangebot für das Leben hier und jetzt darstellen soll, fragen, daß in diesem Zwangssystem des Wiedergeborenwerdenmüssens, sei es in der materiellen Welt, sei es auch als ein göttliches Wesen, letztlich kein Ausweg gegeben ist. Die eisernen Gesetze bzw. Regeln des Karma regeln nämlich sozusagen gnadenlos dieses System. Im Sinne der Unterscheidung von Ursprung und vielfältiger Ausformung ist allerdings zu beachten, daß es im Hinduismus (der ja eigentlich keine Religion, sondern ein Sammelbecken von Religionen ist) und auch im Buddhismus durchaus differenzierte Vorstellungen gibt, auch solche des Aussteigenkönnens aus diesem Zwangssystem, Hoffnungsbilder der Gnade, der Vergebung, des Zur-Ruhe-Kommens. Gerade der Buddhismus ist ja bei uns bekannt geworden als eine Lebensform (ob er eine Religion ist, ist unter den Experten umstritten), der es darum geht, durch Askese, durch Meditation, z.T. aber auch durch praktischen Einsatz diesem Zwangssystem des samsara zu entkommen.

1.4 Karma (Karman)

Noch wesentlich differenzierter wird das Bild, wenn wir nachfragen, was im Hinduismus (der in dieser Hinsicht die Wurzel der weiteren

Entwicklungen im Osten wie im Westen darstellt) über das Wesen und das Wirken das Karma (auch: Karman) gesagt wird.

Zunächst ist eine gewisse Entzauberung vorzunehmen: Die Karmalehre und die Lehre von der Wiedergeburt spielt, obwohl sie in der indischen Bevölkerung weit verbreitet ist, im konkreten Alltag nicht die Rolle, die wir vielleicht annehmen würden. Am ehesten taucht die Frage da auf, wo auch der Europäer die Frage nach dem Sinn des Lebens stellt, dann nämlich, wenn der Mensch persönlich von Leid und Unglück betroffen ist: „Warum gerade ich?" Hier würde die stereotype Antwort lauten: „Es ist mein Karma; ich habe mir dieses Unglück in einem früheren Leben selber verdient." Es gibt allerdings im heutigen Indien auch schon erhebliche Skepsis gegenüber dieser Vorstellung. Dies sollte im Hinterkopf behalten werden, wenn wir jetzt einige Klärungen im Blick auf den Karma-Begriff vornehmen.[2]

Nach hinduistischer Auffassung wird weder der physische Körper noch das innerste Selbst des Menschen wiedergeboren. Letzteres ist rein geistig, unveränderlich und ewig, gewissermaßen punktuell oder noch besser formuliert: dimensionslos. Das Selbst kann nicht verschiedene Formen annehmen, also auch nicht sterben und nicht geboren werden. Wiedergeboren wird vielmehr der den physischen Tod überdauernde „Feinkörper", welcher „mit der ‚Person' des Menschen [identisch ist], nur daß eben die grob-materiellen Elemente entfallen"[3]. Innerhalb dieses Feinkörpers ist das Karman die zur Wiedergeburt treibende Energie. Karman ist sowohl die Ursache wie auch die Folge von Taten: Insofern Karman Folge ist, wird es oft als eine feinstoffliche, feinmaterielle Energie verstanden, die eben in dem erneuten Leben aufgebraucht, abgetragen oder, sofern es sich um schlechtes Karman handelt, ausgebrannt werden muß. Für den konkreten Lebensalltag und die persönliche Frage nach dem Sinn des Lebens ist wichtig, daß außer dem Karman, für das der Einzelne persönlich verantwortlich ist, es ein von Anfang an wirkendes Karman gibt, das,

---

[2] Ich folge hier den – gelegentlich zu holzschnittartigen, aber deshalb – für die Erstinformation geeigneten Klarstellungen von *C.-A. Keller*, Hinduistische Lehren vom Wesen und Wirken des Karman, in: Reinkarnation – Wiedergeburt – aus christlicher Sicht. Mit Beiträgen von C.-A.Keller u.a., Freiburg/Schweiz-Zürich 1987, 9-24.

[3] Ebd. 12.

insofern es Unglück über den Einzelnen bringt, nicht diesem selber als Schuld angekreidet werden kann. Darüberhinaus gibt es auch die Möglichkeit einer wechselseitigen Beeinflussung der Karmanmasse: „Das Handeln (*Karman*) eines Menschen wirkt sich aus, oder kann sich auswirken, auf das *Karman* eines anderen. Dieses Prinzip ist überaus wichtig; man hat seine Bedeutung sehr oft unterschätzt."[4] Über diese Zusammenhänge gibt es eine Verbindung sowohl synchron als auch diachron, d.h. über die Generationen hin.

Ist dies nicht die hinduistische Antwort auf die Frage, welche das Christentum mit der Lehre von der Erbsünde zu beantworten suchte? Gibt es auch eine Parallele zur christlichen Erlösungslehre? C.-A. Kellers Antwort lautet: „Die Befreiung vom ‚angehäuften' *Karman* macht das eigentliche Wesen der hinduistischen Hochreligion aus."[5] Die Befreiung vom Karman geschieht durch gottesdienstliche Handlungen, zu denen in erster Linie die Initiation gehört. Hierbei ist es für uns Christen interessant zu hören, daß „es die *Gnade* und *Energie* Gottes allein ist, die dem Guru die Macht zur Initiation gibt"[6]. Darüberhinaus gibt es andere Wege, die uns Christen vertraut sind: „Totale Hingabe des Denkens, Fühlens und Handelns an den höchsten (einzigen) Gott ist der beliebteste und - vielleicht - einfachste von ihnen."[7] Abschließend stellt Keller die Frage, wie denn die Hindus heute zur Karmanlehre stehen, und antwortet lapidar: „Ganz verschieden!"[8] Dem folgt eine wichtige Klarstellung:

„Man hört immer wieder die Behauptung, der Hinduismus lehre vor allem die *Befreiung vom samsara*, vom ‚Geburtenkreislauf' (der eigentlich gar kein ‚Kreislauf' ist!), d.h. Weltverneinung, Weltflucht, Nirvana ... und man versteigt sich so weit, daß man behauptet, die *karman-Lehre* sei schuld am ‚Fatalismus', der sich in wirtschaftlicher Hinsicht so katastrophal auswirke. – Solche und ähnliche Behauptungen erfordern eine energische Korrektur. Gewiß, der Hinduismus lehrt *auch* Erlösung von der Welt. Befreiung vom *karman* ist das Ziel jener Strömung innerhalb des Hinduismus, die man als ‚Hochhinduismus'

4 Ebd. 18.
5 Ebd. 19.
6 Ebd. 20.
7 Ebd.
8 Ebd.

bezeichnen kann...: die esoterische, konsequent ‚mystische' Richtung innerhalb der hinduistischen Kultur. Im übrigen aber lehrt der Hinduismus vor allem, wie man *in der Welt* zurechtkommen und erfolgreich leben kann. Und da wird die *karman*-Lehre mit ihrer Hochschätzung der *guten Tat* (...) zu einem zentral wichtigen Element: Sie reizt zu einer positiven, dem Moralgesetz (...) entsprechenden, Lebensführung. Wenn man hierzulande behauptet, der Inder wünsche vor allem, aus der *karman*-Verstrickung herauszukommen, so trifft das nur auf eine Minderheit zu. Wie der Europäer, so will auch der Inder vor allem gut leben. Die *karman*-Lehre, richtig verstanden und angewandt, bietet dazu willkommenen Anreiz."[9] Kellers Antwort auf die letzte Frage seines „Karman-Katechismus" wird nach meiner Einschätzung so nicht von allen Autoren geteilt, sie kann aber dennoch ein Anlaß für uns sein, nicht allzu schematisch über die östliche Form der Reinkarnationsvorstellung zu denken. Es könnte sein, daß auf Grund der praktischen Lebensführung in der wachsenden Weltgesellschaft die Religionen Asiens wie des Westens vor der Herausforderung stehen, sich eindeutiger als Gnadenreligion zu verstehen und *dem entsprechend* wirksam zu werden.

1.5 Reinkarnation nach der Anthroposophie R. Steiners

Charakteristisch für alle hinduistischen und buddhistischen Schulrichtungen ist,

> „daß das Ziel der Wanderung die Überwindung der Ichhaftigkeit und das Ablegen der Individualität ist. In ihren Augen trägt Individualität das Stigma des Begrenzten und Endlichen. Das triumphierende westliche Reinkarnationsbekenntnis ‚Ich werde wiedergeboren werden' muß aus dieser Sicht als eine Orgie unerleuchteter Ichsucht und Ichgebundenheit erscheinen. Dieser moderne westliche Reinkarnationsglaube hat sich im Spiritismus sowie in der Theosophie und Anthroposophie des 19. Jahrhunderts entwickelt und ist ein Kind dieser Zeit ... Er entstand in einer doppelten Frontstellung gegen die materialistische Weltdeutung und gegen das Christentum, vor allem in seiner calvinistischen Ausprägung"[10].

---

[9] Ebd. 20f.

[10] *Hummel*, Reinkarnation, 76f.

Zu dieser Frontstellung gehört nach Rudolf Steiner der Anspruch, das Phänomen des Lebens „geisteswissenschaftlich" zu erfassen und die Frage des Weiterlebens nach dem Tod wissenschaftlich zu entscheiden. Der Untertitel seiner 1903 veröffentlichten Schrift „Reinkarnation und Karma" lautet denn auch: „Vom Standpunkt der modernen Wissenschaft *notwendige* Vorstellungen". In Gesprächen mit Anthroposophen wird dem christlichen Theologen häufig vorgeworfen, er würde Dogmen verkünden, während sie wissenschaftliche Tatsachen zu präsentieren hätten. Genauerhin besteht die Wissenschaftlichkeit von Steiners Anthroposophie darin, daß er den modernen naturwissenschaftlichen Entwicklungsgedanken, den Gedanken der Evolution auch auf den Bereich des Geistigen überträgt.[11] Für Steiner gilt nämlich nur die Alternative, daß die Seele entweder durch ein Wunder geschaffen wurde oder sich entwickelt hat. Auch hier wird der zeitgeschichtliche Kontext wiederum deutlich: Steiner möchte den christlichen Glauben im Kontext des evolutiven Weltbildes retten. So erscheint dann die Reinkarnationsvorstellung als eine „vom Standpunkt der modernen Wissenschaft notwendige Vorstellung".

Der Gedanke der Seelenwanderung hat also durch Steiner im Sinne einer Seelenentwicklung eine originelle Umprägung erfahren: Die Seelenentwicklung ist nicht auf eine körperliche Existenz beschränkt, sondern umfaßt mehrere. Das bedeutet, daß Steiner trotz aller Anklänge seine Reinkarnationsvorstellung selbständig entwickelt, wobei er für seine These von dem wiederholten Erdenleben von den Beobachtungen in der eigenen Biographie ausgeht. Da der Mensch im Unterschied zu allen anderen Lebewesen ein Gedächtnis hat, ist das menschliche Individuum im Grunde eine Gattung für sich, nämlich eine Gattung, die viele körperliche Existenzen umfaßt. „Der Mensch stammt also körperlich von den Eltern ab, in geistig-seelischer Hinsicht aber eigentlich *von sich selbst*, von dem, was er gestern, vorgestern, vor vielen Jahren und darüberhinaus in früheren Leben getan hat. Es ist nicht zulässig, die *geistige* Gestalt – die Biographie – von

[11] Zum folgenden vgl. als Erstinformation die Ausführungen von *H.-J. Ruppert*, Reinkarnation in neugnostischen Bewegungen. Anthroposophie – Theosophie – New Age, in: Reinkarnation – Wiedergeburt – aus christlicher Sicht. Mit Beiträgen von C.-A. Keller u.a., Freiburg/Schweiz-Zürich 1987, 65-125, hier: 90-100 und die Literaturhinweise 122-126.

einem *anderen* Menschen herzuleiten.“[12] In Steiners Variante heißt das Karma-Gesetz: „Alles, was ich in meinem gegenwärtigen Leben kann und tue, steht nicht abgesondert da als Wunder, sondern hängt als Wirkung mit den früheren Daseinsformen meiner Seele zusammen, und als Ursachen mit den späteren.“[13] Die uns so vertraute Reserve der Anthroposophen gegenüber nicht natürlichen Heilmitteln hat hier ihren ideologischen Grund.

„Während des Daseins in der ‚nicht-irdischen Welt‘ erwächst im Menschen aus der Einsicht in den göttlichen Weltenplan heraus das Bedürfnis nach *Korrektur* seiner Taten – sei es, um etwas wieder gut zu machen, sei es, um sich weiter zu vervollkommnen. – Aus dieser Anschauung heraus erklärt die Anthroposophie z.B. auch die Frage, *warum ein Mensch zu einem bestimmten Zeitpunkt an einer ganz bestimmten Krankheit erkrankt* und was passiert, wenn er wieder gesund wird! ... Was vom Standpunkt des irdischen Lebens aus als ‚leidvolles Geschick‘ erscheint, das erscheint dem Menschen selbst von einem höheren Standpunkt aus als durchaus ‚notwendiger‘ Ausgleich für einen auf ein früheres Leben zurückgehenden Mangel!“[14]

Was die nachtodliche Existenz betrifft, so unterscheidet die Anthroposophie vier Stufen des nachtodlichen Seins in der geistigen Welt: *Erste Stufe*: der Verlust des irdischen Leibes, allmähliche Auflösung in den physischen Leib der Erde – *Zweite Stufe*: (etwa drei Tage dauernde) Lebensrückschau des Verstorbenen; völliger Verlust des „Ätherorganismus“ – *Dritte Stufe*, die Stufe der Läuterung: „Da die Geistseele durch den Verlust des physischen Leibes die *körperlichen Organe* zur Befriedigung der Begierden, aber noch nicht die zu ihr als Seele gehörenden ungestillten Begierden *selbst* verloren hat, *schmerzen* diese angesichts der Entbehrungen.“[15] Könnte man bis dahin der immer mal wieder behaupteten Nähe zur Fegfeuerlehre einiges abgewinnen, so endet die Gemeinsamkeit bald: „Dieser Zustand dauert nach Steiner so lange, bis die Geistseele gelernt hat, wieder bloß den *Gesetzen der geistigen Welt* zu folgen und in Einheit mit ihr zu leben. – Wenn also der ‚astrale Leichnam‘, der ‚Seelenleib‘ abgelegt ist, ist nun allein

---

12 Zit. nach ebd. 92.
13 Zit. nach ebd. 93.
14 Ebd. 93f.
15 Ebd. 97.

das ‚*Ich*‘ der ‚geistige Wesenskern‘ mit *dem* Teil des Seelischen übrig, der den geistigen Gesetzen folgt.“[16] Das bedeutet im Endeffekt, daß auch die Seele sterblich und nur der Geist unsterblich ist. Insofern läuft in der Tat die Anthroposophie Steiners auf die totale Vergeistigung der Materie hinaus. – *Vierte Stufe*: Hier lebt das Ich „im *Einssein mit dem Geist im Geisterland*“, das wie die Astralwelt wiederum sieben Stufen umfaßt. „Im >oberen Geisterland< wird das >Ich< weitergebildet, erhält [es] Einsicht in seine vergangenen und künftigen Leben, und das Erlernte wird jetzt in *lebendige Fähigkeiten* des Geistes umgewandelt, die sein künftiges irdisches Leben *bereichern.*“[17] Das bedeutet dann auch, daß „die nächste *Reinkarnation* sich erst ereignen [kann], wenn a) das Karma aufgebraucht ist und b) die Welt sich so verändert hat, daß der Mensch *neue* Entwicklungsmöglichkeiten für sich vorfindet“[18]. Steiners Konzept ist also eingebunden in das Modell des Kosmos, das von drei großen Entwicklungsperioden ausgeht: die totale Geistigkeit am Anfang, die Entwicklung durch Materialisierung und die mit der Wende anhebende erneute Vergeistigung. Die Verbindung Steiners mit dem Christentum ist darin gegeben, daß er dem Mysterium von Golgatha bzw. dem Christusimpuls eine entscheidende Rolle bei der Wende zur Wiedervergeistigung der Materie zuspricht.

2. Die Lehre von der Auferweckung der Toten in der heutigen Theologie[19]

2.1 Unsterblichkeit der Seele – Auferweckung der Toten

In der christlichen Theologie haben sich die Vorstellungen von der Unsterblichkeit der Seele und von der Auferstehung der Toten z.T. überlagert. Christliche Hoffnung kann an die Idee von der unsterb-

---

[16] Ebd.

[17] Ebd. 97f.

[18] Ebd.

[19] In diesem Abschnitt greife ich auf Gedanken zurück, die ich erstmals schriftlich festgehalten habe in: Was dürfen wir hoffen? (Theologie im Fernkurs. Grundkurs. Lehrbrief 14), Würzburg ^{1}1987.

lichen Seele insofern anknüpfen, als sich darin die Überzeugung zum Ausdruck bringt, daß der Mensch bleibend vor Gott steht und daß dieses Verhältnis Gottes zum Menschen auch im Tod nicht aufgehoben wird. Sie wird gegen dieses Hoffnungsbild, das sich nicht zu einem philosophischen Beweis hochstilisieren läßt, nur dann Einspruch erheben müssen, wenn der Mensch meint, er könne ewiges Leben aus eigener Kraft und Möglichkeit haben, oder wenn es zu einer Geringschätzung der leiblichen Existenz des Menschen führt. Nicht zuletzt aus diesem Grund vollzog sich die Anknüpfung an die Vorstellung von der Unsterblichkeit der Seele als Anknüpfung im Widerspruch; allerdings war die Widerstandskraft nicht immer stark genug ausgebildet.

Das christliche Menschenbild ist nämlich von seiner biblischen Wurzel her ursprünglich ganzheitlich. In der hebräischen Anthropologie meinen Seele, Leib, Fleisch jeweils den ganzen Menschen. Allerdings kommt in der Begegnung mit anderen Kulturen auch ein Denkmodell zur Sprache, in welchem Geist bzw. Seele und Leib unterschieden und z.T. sogar gegensätzlich gegeneinandergestellt werden. Dezidiert geschah diese Begegnung in der frühchristlichen Theologie bei ihrer Begegnung mit der hellenistischen Philosophie, besonders dem Platonismus. Man übernimmt – nach dem Muster „Anknüpfung im Widerspruch" – die Vorstellung von der unsterblichen Seele und erteilt zugleich mit der drastischen Formulierung „Auferweckung des Fleisches" im Glaubensbekenntnis der Kirche dem dualistischen Menschenbild eine Absage. Mit dem Aufgreifen der Vorstellung einer vom Leib zu unterscheidenden unsterblichen Seele war freilich, auch wenn an der Vollendung des ganzen Menschen festgehalten wurde, doch der Raum eröffnet für einen unchristlichen Dualismus. Hierbei spielt die Verhältnisbestimmung von Vollendung des einzelnen und Vollendung der Welt eine entscheidende Rolle: Wie verhält sich das Sein der Toten „beim Herrn", das vom Neuen Testament bezeugt wird (vgl. Phil 1,21ff; 2 Kor 5,1ff), zur endzeitlichen Auferstehung der Toten? Das damit aufgegebene Problem des Zwischenzustandes zwischen Tod und Auferstehung konnte mit Hilfe des Leib-Seele-Schemas so gelöst werden: Im Tod kehrt die Seele heim zu Gott, während der Leib auf die Auferweckung am Ende der Zeiten wartet. In der Folge konnte sich christliche Heilssorge auf das Schicksal der Seele richten, während die Auferstehung des Leibes zum eschatologischen Anhängsel wurde.

2.2 Leib und Seele in biblisch-christlicher Bestimmung

Die Rede von der unsterblichen Seele hat in der christlichen Eschatologie dann Bedeutung, wenn damit das den Tod überdauernde Ich des Menschen gemeint ist. Wichtig ist allerdings dabei, daß Seele den Menschen als Person bezeichnet und nie aus dem Blick gerät, daß der Mensch Seele, d.h. Person, d.h. Du ist, weil er von Gott angesprochen wird. Die Unsterblichkeit der Seele ist also nicht ein Eigenbesitz des Menschen, auf den er pochen könnte, sondern eine ihm von Gott verliehene Gabe. Daß die Seele, d.h. die Person des Menschen den Tod überdauert, liegt nicht in der Macht des Menschen, sondern in der Schöpfungsmacht Gottes, der den Menschen, den er geschaffen hat, im Tod neu erschafft.

Um die christliche Hoffnung von der Auferstehung der Toten recht zu verstehen, ist neben diesem dezidiert theologischen Seelenbegriff auch der Leibbegriff gegenüber einer bestimmten verengten Tradition neu zu fassen. In der neueren Theologie wird unterschieden zwischen einer physikalischen und einer personalen Sicht des menschlichen Leibes. Ein physikalisches Verständnis des Leibes identifiziert den Leib mit Körper; Auferweckung des Leibes müßte dann gedacht werden als Wiederherstellung des im Tod zerfallenen Körpers. In der Perspektive eines personalen Leibverständnisses ist mit Leib die Existenz des Menschen in der Welt sowie im Austausch mit anderen gemeint. Dazu gehört unter diesen weltlichen Bedingungen auch die konkrete Materialität. In dieser selber kann aber die Identität des Menschen, auch seine leibliche Identität, nicht liegen, wissen wir doch, daß alle sieben Jahre alle Zellen erneuert sind. Die Ganzheitlichkeit des Menschen, seine leib-seelische Verfaßtheit, wird vollendet, d.h. auch in der Vollendung wird der Mensch kommunizieren und sich ausdrücken durch das, was wir seinen Leib nennen. Dieser Leib muß sich dann jedoch nicht unter den Bedingungen dieser Materialität materialisieren. Dies ist keine spitzfindige philosophische Theorie, sondern eine Anschauung, die nicht im Widerspruch zu Theorien der modernen Physik steht, - was nicht heißt, es handele sich um eine physikalische Hypothese. Die moderne Physik kann sich nur sehr wohl vorstellen, daß Materialität auch ganz anders organisiert sein kann, als wir sie konkret erleben. Eine erste Hilfe zu diesem Verständnis könnte vielleicht die Erinnerung an die Erkenntnis Einsteins sein, daß Energie „Masse mal Beschleunigung“ ist.

Auferweckung des Leibes heißt dann also, daß leiblicher Ausdruck und leibhaftige Kommunikation des Menschen auf eine neue Weise ermöglicht werden. Nicht ein geschichtsloses, beziehungsloses, rein geistiges Ich, sondern der konkrete Mensch geht durch den Tod hindurch und wird durch ihn hindurch gerettet und vollendet. In dem Hoffnungsbild „Auferweckung der Toten" sind also drei christliche Grundüberzeugungen gesammelt: (1) Gott ist es, der den Menschen über den Abgrund des Todes hinwegträgt und seine Identität garantiert. – (2) Der konkrete, geschichtlich-leibhaftige Mensch wird vollendet. – (3) Der Mensch wird nicht als einzelner vollendet: In seinem Tod und in seiner Auferstehung kehrt ein Stück Welt heim zum Schöpfer und wartet auf die universale Vollendung von Welt und Geschichte in der Kommunikation des himmlischen Hochzeitsmahles.

2.3 Auferstehung im Tod

Schließlich muß noch etwas gesagt werden zu der Theorie von der Auferstehung im Tod, welche in den letzten Jahren einige Aufregung in der Theologie hervorgerufen hat. Sie ist allerdings nichts anderes als die konsequente Anwendung des biblischen Menschenbildes. Wenn der Mensch nicht nur Leib und Seele hat, sondern Leib und Seele ist, dann kann es eine leibfreie Existenz des Menschen nicht geben. Auferweckung der Toten bedeutet aber freilich nicht Wiederbelebung eines Leichnams (Körpers), sondern Eintritt des geschichtlichen Menschen, seiner kommunikativen Beziehungen, seiner Welt (Leib) in die Vollendung. Ein möglicher Einwand könnte lauten: Das Wie dieser verklärten oder himmlischen Leiblichkeit können wir uns nicht vorstellen. Dagegen ist zu sagen: Die Vorstellung einer leibfreien Fortexistenz der Seele ist genauso unvollstellbar, und sie ist darüberhinaus widersprüchlich. Thomas von Aquin hat das sehr wohl gespürt, und er hat nur deshalb, weil es bereits fester kirchlicher Sprachgebrauch war, von der Auferstehung der Toten am Ende der Tage zu reden, die Existenz einer leibfreien Seele in diesem Zwischenzustand zwischen individuellem Tod und Endgericht für möglich gehalten. Sowohl von der biblischen Grundlage wie von der Philosophie des Aristoteles, die er für die Theologie fruchtbar gemacht hat, her mußte er eigentlich eine solche Vorstellung ablehnen. Wenn der christliche Begriff Seele die Person, das Ich des Menschen meint, dann schließt schon dieser Begriff selbst die Vorstellung einer leiblosen Seele aus. Damit wird aber auch die Annahme eines leiblosen Zwischenzustands zwischen individuellem Tod und universaler Totenerweckung hinfällig.

Um diese Position theologisch verantwortbar zu machen, müssen aber drei Fragen geklärt werden: (1) Haben nicht mindestens die früheren lehramtlichen Äußerungen die Theologie auf die traditionelle Leib-Seele-Anthropologie und die Lehre vom Zwischenzustand verpflichtet? Dagegen ist in aller Kürze zu sagen, daß die damalige Vorstellung vom Zwischenzustand Ausdrucksmittel der christlichen Überzeugung war, als solche aber nicht lehramtlich dogmatisiert wurde. Es geht in den einschlägigen Dokumenten darum abzuwehren, daß die Seele nach dem Tod einen Seelenschlaf hält bis zum jüngsten Gericht. Christliche Überzeugung sollte es sein, daß der Mensch im Tod vor Gott steht. – (2) Gefährdet die Rede von der Auferstehung des ganzen Menschen im Tod die Überzeugung von der der Vollendung des Leibes und der Materialität überhaupt? Der Katholische Erwachsenenkatechismus von 1985 hat formuliert:

„*Zwei Extreme* waren zu vermeiden: auf der einen Seite ein primitiver *Materialismus*, der meint, wir würden bei der Auferstehung der Toten wieder dieselbe Materie, dasselbe Fleisch und dieselben Knochen annehmen wie in diesem Leben. Nun wissen wir aber, daß wir schon in diesem Leben unsere Materie im Laufe von etwa sieben Jahren immer wieder austauschen. Die Identität der Person zwischen diesem und dem künftigen Leben kann also nicht an der Identität der Materie hängen ... Wir werden zwar dieselben sein, und doch werden wir alle verwandelt werden (vgl. 1 Kor 15,50-51) ... Auf der anderen Seite darf man diese Verwandlung nicht im Sinne eines weltlosen *Spiritualismus* rein geistig verstehen. Es geht um eine neue, durch den Geist Gottes verwandelte und verklärte Leiblichkeit und um eine wesenhafte (stoffliche) Identität auch des Leibes ... Man kann diese Mitte zwischen Materialismus und Spiritualismus als *geistlichen Realismus* bezeichnen. Er besagt, daß am Ende alles vom Geist Gottes verwandelt und verklärt werden wird. Wir können uns davon keine konkrete Vorstellung machen. Wir wissen nur: Wir, unsere Welt und unsere Geschichte werden dieselben sein und werden doch ganz anders dieselben sein."[20]

---

[20] *Katholischer Erwachsenen-Katechismus.* Das Glaubensbekenntnis der Kirche (hg.v. der *Deutschen Bischofskonferenz*), Kevelaer u.a. 1985, 412f.

(3) In welchem Verhältnis stehen die im Tod bereits auferstandenen Menschen zur weiterlaufenden Geschichte? Grundsätzlich ist es überhaupt schwierig, von einem Leben nach dem Tod zu reden bzw. für das Reden von den letzten Dingen nach dem Tod überhaupt noch zeitliche Kategorien zu verwenden. Wir können uns weder die Ewigkeit Gottes vorstellen noch die davon zu unterscheidende verklärte Zeitlichkeit der im Tod vor Gott Hintretenden. Wir können aus unserer Perspektive dann doch nicht anders denken, als daß wir einen Zwischenzustand zwischen der Vollendung des einzelnen im Tod und der Vollendung der ganzen Welt annehmen. Dieser Zwischenzustand ist dann aber nicht die Zeit der leiblosen Fortexistenz der Seele, sondern die Zeitspanne zwischen der Vollendung der einzelnen und der Vollendung der ganzen Welt. Man hat deshalb statt von einem Zwischenzustand auch von einem Auferstehungsstand gesprochen. Das würde bedeuten, daß mit den einzelnen Auferweckten bereits ein Stück Welt vollendet wird, aber sie selbst erst vollkommen vollendet sind, wenn die ganze Welt bei Gott in Christus angekommen ist.

Fassen wir die christliche Auffassung zusammen: Gott hat den Menschen als eine leib-seelische Einheit geschaffen und ihn zum ewigen Leben berufen. Trotz der Untreue des Menschen hat Gott immer wieder seine Treue bewiesen, so daß die Hoffnung der Christen darauf geht, daß auch im Tod der treue und gute Gott zu ihnen stehen wird, d.h. daß die auf Ewigkeit angelegte leiblich verfaßte Personalität des Menschen von Gott durch den Tod hindurch gerettet und vollendet wird. Dies ist ein einmaliges Geschehen, was mit Reinigung und Läuterung verbunden sein kann, wobei wir alle zeitlichen und räumlichen Vorstellungen hier vermeiden oder in ihrer Bedingtheit erkennen müssen. Der Hauptunterschied zu allen Formen der Reinkarnationslehre ist der, daß das Christentum von seiner biblischen Wurzel her dezidiert von der Einmaligkeit der menschlichen Person und der menschlichen Geschichte ausgeht.

3. Die Relevanz unterschiedlicher Antworten auf gemeinsame Fragen[21]

3.1 Uralte Menschheitsfragen

Hinter den verschiedenen Reinkarnationslehren und im Hintergrund der im einzelnen oft recht unterschiedlichen Vorstellungen der Seelenwanderung stehen letztlich die uralten Menschheitsfragen nach dem Woher und Wohin des Menschen, auf welche alle Religionen eine Antwort versuchen. Ich will diese Fragen unter vier Gesichtspunkten – Freiheit, Gleichheit, Gerechtigkeit, Identität – formulieren.

Ist der Mensch überhaupt *frei*, und wenn ja: Kann er seine Freiheit gebrauchen? Wer trägt dann die Verantwortung für das Böse in der Welt, muß sie am Ende vielleicht Gott selbst übernehmen?

Womit ist die *Ungleichheit* unter den Menschen zu rechtfertigen? Wie geht das zusammen, daß der eine in den Slums von Kalkutta dahinvegetieren und schließlich elend zugrundegehen muß, während der andere in Saus und Braus lebt?

Muß es nicht eine ausgleichende *Gerechtigkeit* geben zugunsten der in diesem Leben zu kurz Gekommenen?

Und schließlich die all dem zugrundeliegende Frage: Wer bin ich *selbst*? Bin ich überhaupt Ich selbst? Wie werde ich Ich selbst?

3.2 Divergierende Antworten

Die Antworten, welche die beiden hier modellhaft vorgestellten Hoffnungsbilder anbieten, schließen sich nicht in jeder Hinsicht aus.[22] Gemeinsame Grundannahmen sind: die Überzeugung von einem Leben

---

[21] Zum Folgenden vgl. die Ausführungen in meinem Buch: Heiliger Geist – heilender Geist, Mainz 1988, 39-61. Aus der unübersehbar gewordenen Literatur empfehle ich zur ergänzenden Lektüre den viele Aspekte berücksichtigenden Sammelband: *Reinkarnation oder Auferstehung*. Konsequenzen für das Leben (hg.v. *H. Kochanek)*, Freiburg-Basel-Wien 1992.

[22] Vgl. dazu die differenzierende Argumentation bei *F.-J. Nocke*, Ist die Idee der Reinkarnation vereinbar mit der christlichen Hoffnung auf Auferstehung?, in: Reinkarnation oder Auferstehung (hg.v. *H. Kochanek*), Freiburg-Basel-Wien 1992, 263-284.

über den (jetzigen) Tod hinaus; das Insistieren auf einem Zusammenhang zwischen dem jetzigen und dem kommenden Leben; das Festhalten an der Freiheit und Gestaltungsmöglichkeit des Menschen trotz aller Vorprägungen und „erbsündlicher" Verkettungen; das Motiv der Läuterung, welches die Idee der Reinkarnation mit dem Bild vom „Fegfeuer" verbindet. Da ich hier nicht alle Antworten seitens der Reinkarnationslehre - und schon gar nicht ausführlich - darlegen kann, gehe ich jetzt so vor: Ich skizziere die christliche Antwort aus meiner Sicht so, daß sich daraus Anfragen oder auch nur Hinweise auf Antworten aus der Sicht des Modells der Reinkarnation ergeben.

Christlicher Glaube bekennt sich zur *Freiheit* des Menschen, denn die Liebesgeschichte Gottes mit den Menschen ist das – für uns freilich letztlich unentwirrbare – Zugleich göttlicher und menschlicher Freiheitsgeschichte. Gott selbst ist in der Freiheit seiner überströmenden Liebe aus sich selbst herausgetreten und auf die Menschen zugegangen; er hat sie in Freiheit zur Freiheit geschaffen, sie zur Lebensgestaltung in Freiheit berufen; er hat die gefallene Freiheit (d.h.: die sich zur Unfreiheit selbst versklavende Freiheit) des Menschen wiederum zu ihr selbst befreit. Das sind die „Eckdaten" christlichen Glaubens. Wieweit nun der einzelne Mensch faktisch frei und verantwortlich ist, kann nur ein Stück weit aufgehellt werden, und bleibt letztlich das Geheimnis des einzelnen. Noch weniger kann christliche Theologie das Geheimnis des Bösen erklären. Hier gibt es nichts mehr zu deduzieren oder zu beweisen, hier vermag der Glaube nur hinzuweisen auf den Gott, der selbst mit-leidet mit den Menschen, der sich nicht apathisch zurückhält, sondern sympathisch verhält. Freilich darf bei diesem Verweis nicht zu kurz gedeutet werden: Ein Gott, „dem es genau so dreckig geht wie uns", ist ein (zu) schwacher Trost. Entscheidend ist die Erfahrung, daß es der „Freund des Lebens" (Weish 11,26), der „Gott der Lebenden" (Mt 22,32) ist, der sich auch im Leid finden läßt. Wir können nicht alles Übel der Welt auf den Menschen und seine (sich verfehlende) Freiheit zurückführen; wir machen nicht anonyme Mächte und Schicksale verantwortlich, auch wenn das Böse als übermenschlich erfahren werden kann; wir weigern uns aber auch aufgrund der vielfältigen Erfahrungen Gottes, die in Abraham und definitiv mit Jesus eindeutig geworden sind (Röm 4,17: Abraham ist unser aller Vater vor Gott, dem er geglaubt hat, dem Gott, der die Toten lebendig macht, und das, was nicht ist, ins Dasein ruft), einen

Gott anzurufen, der liebevoll und grausam zugleich ist, nein: Auch wenn das Böse uns unerklärlich bleibt, setzen wir auf den Gott des Lebens, – not-falls klagend, protestierend, rebellierend.

Für die wissenschaftliche Vernunft wie für den existenziellen Aufklärungsbedarf des Menschen ist das gerade heute oft unbefriedigend. Von daher erklärt sich u.a. die Attraktivität neureligiöser Bewegungen wie auch der (alten) Reinkarnationsidee. Hier wird die Frage nach dem Woher des gegenwärtigen Leids durch Verweis auf frühere Verfehlungen beantwortet oder jedenfalls erträglich. Andererseits zeigen sich auch hier offene Stellen: Nicht alles (schlechte) Karman wurde von „mir" angehäuft, die Aussicht auf ein weiteres (Erden-)Leben muß nicht unbedingt Erlösung verheißen, das „Immer-wieder" kann Verantwortungsbewußtsein schwächen und Fatalismus befördern (was aber – s.o. – nicht zwangsläufig geschehen muß).

Die zweite existenzielle Frage schließt sich hier unmittelbar an: Wieweit reicht die Erklärungskraft des Reinkarnationsmodells hinsichtlich der offensichtlichen *Ungleichheit* menschlicher Schicksale? Können wir Menschen, die *jetzt* Opfer sind, dadurch trösten, daß sie *früher* Täter waren? Einer gewissen menschlichen Alltagslogik kommt dies plausibel vor, aber setzt dieses Erklärungsmuster nicht ein geschlossenes System voraus, einen völlig determinierten Tun-Ergehens-Zusammenhang, welcher auch noch von außen unbeeinflußbar ist? Dann dürfte es weder ein überindividuelles, immer schon vorgegebenes Karman geben noch wäre eine Beeinflußung (des Karman) der anderen im positiven wie im negativen Sinne denkbar. Und mit Blick nach vorn gefragt: Wenn jede(r) ihres (seines) Glückes Schmied ist, darf ich dann so oft leben, bis ich einmal Glück gehabt habe? Wieviele unglückliche Leben sind als Preis zu akzeptieren? Was das evolutionär-optimistische Modell angeht, so scheint ohnehin nicht die Überwindung der Ungleichheit, sondern die persönliche Vervollkommnung im Blickpunkt des Interesses zu stehen.

Der biblische Glaube hat auch angesichts der *Ungleichheit* der Menschen untereinander keine plausible Erklärung und keinen schlüssigen Beweis parat. Er besteht freilich auf der Würde eines jeden Menschen, es gibt keine wertlosen Geschöpfe Gottes, vor Gott, d.h. vor seinem Schöpfungs- und Heilungswillen sind alle gleich. Biblischer Glaube beruhigt sich freilich nicht mit einer solchen „Grundsatzerklärung", vielmehr folgt aus ihm das Engagement für soziale Gerechtigkeit, ja dies ist eine konkrete Form der Zuwendung Gottes, ist Sakrament, d.h. zeichenhaft wirksame Gegenwart Gottes, ist Gottesdienst. Andererseits darf dieser Menschendienst als Gottesdienst nicht in einen heil-losen Aktivismus ausarten, denn nicht wir vollenden das Reich Gottes, in welchem alle in Freiheit, Gleichheit und Geschwisterlichkeit zusammenleben, weil Gott ihr Mittelpunkt ist.

Das biblische Gottes- und Menschenbild erscheint so kompliziert, – Zeitgenossen häufig zu kompliziert angesichts einfacherer Erklärungsmodelle. Dies gilt vor allem hinsichtlich eines besonders im Ersten Testament bezeugten Grundzugs der Gotteserfahrung: Mit Gott können wir nicht rechten, dürfen wir nicht ins Gericht gehen. So lesen wir bei Jesaja: „Weh dem, der mit seinem Schöpfer rechtet, er, eine Scherbe unter irdenen Scherben. Sagt denn der Ton zu dem Töpfer: Was machst du mit mir?, und zu dem, der ihn verarbeitet: Du hast kein Geschick? Weh dem, der zum Vater sagt: Warum zeugtest du mich?, zur Mutter: Warum brachtest du mich zur Welt? So spricht der Herr, der Heilige Israels und sein Schöpfer: Wollt ihr mir etwa Vorwürfe machen wegen meiner Kinder und Vorschriften über das Werk meiner Hände? Ich habe die Erde gemacht und die Menschen auf ihr geschaffen. Ich habe den Himmel ausgespannt mit meinen Händen, und ich befehle seinem ganzen Heer. Ich habe ihn [konkret gemeint ist der Perserkönig Kyros] aus Gerechtigkeit zum Aufbruch veranlaßt. Alle Wege ebne ich ihm. Er baut meine Stadt wieder auf, mein verschlepptes Volk läßt er frei, aber nicht für Lösegeld oder Geschenke. Der Herr der Heere hat gesprochen" (Jes 45,9-13). – Auch hier bleibt am Ende nur - aber wiederum zurückgefragt: wirklich nur? – der Hinweis auf den Gott, der sich selbst kein einfaches Schicksal ausgesucht hat, der Hinweis auf den Menschensohn, der im Leiden Gehorsam gelernt hat, „obwohl er Sohn war" (vgl. Hebr 5,8). Aber auch nochmals: Nicht die Leidensgenossenschaft Gottes als solche ist trostvoller Ausblick, sondern seine Kraft zur Überwindung, sein Antrieb zur bedingungslosen („nicht für Lösegeld oder Geschenke") Freilassung.

Daß Menschen an der *Gerechtigkeit* Gottes (ver)zweifeln können, wer will dies am Ende unseres Jahrhunderts ernsthaft bestreiten? Dies gilt auch da, wo von meschlich-allzu menschlichen Maßstäben von Gerechtigkeit Abschied genommen wurde. Die heilende Gerechtigkeit Gottes ist oft verborgen, doch weigert sich biblischer Glaube, aus Gott einen Moloch, ein ambivalentes, unberechenbares Wesen zu machen. Gewiß: Manche christliche (Höllen-)Predigt hat das Bild Gottes bis zur Unkenntlichkeit verzerrt, einen Buchhalter-Gott oder gar Sadisten vorgestellt. Gleichwohl ist es nicht notwendig, Gott zu retten, indem man ihm zur Rechtfertigung („Theodizee") die Reinkarnation anbietet. Nein: Gott selbst hat es nicht mehrfach, in mehreren Menschenleben probiert; er hat die Allmacht in Ohnmacht offenbart, und er hat gerade den Armen zum Zeichen seiner Anwesenheit, zum Sakrament der Gottesbegegnung erwählt. Universale Gerechtigkeit ist in der Tat ein durch und durch biblisches Anliegen, wenn auch die biblischen Schriften das Ringen um diese universale Dimension noch deutlich wiederspiegeln. Jesus Christus ist jedenfalls ein für alle Mal und für alle gestorben, damit alle zum Leben kommen. Das bedeutet gewiß den Einsatz für ein menschen- und gotteswürdiges Leben *vor* dem Tod, das besagt aber gerade nicht ein stets neues Leben *nach* dem Tod. Auferweckung besagt nicht Wiederbelebung – was würde uns auch eine solche Rückkehr nutzen? Auferweckung bedeutet Aufstand zum ewigen Leben, und das gilt für alle. So dürfen wir um Gottes willen nicht – wovor die Würzburger Synode vor über 20 Jahren warnte – unsere Hoffnung egoistisch halbieren, indem wir nur die Weiterlebenden im Blick haben und die Toten vergessen. Universale Gerechtigkeit schließt die Toten ein; universale Hoffnung hofft auch gerade für sie in anamnetischer (nicht vergessen wollender) Solidarität, aber sie erhofft nicht „neues Spiel – neues Glück", sondern Verendgültigung und Vollendung des gelebten Lebens.

Was schließlich die *Identität* des Menschen angeht, so gewinnt er/sie diese nach christlicher Überzeugung in der Gemeinschaft von Menschen, indem er/sie nicht exklusiv für sich selbst lebt, sondern für die anderen und darin für den, der für uns gekreuzigt wurde und auferstanden ist und als erste Gabe den Heiligen Geist gesandt hat, damit wir nicht mehr uns selber leben (vgl. das IV. Hochgebet). Identität gewinnt der Mensch, weil Gott sie ihm in Christus und in seinem Geist schenkt. Der Mensch muß sich nicht totlaufen in dem immer neuen und immer vergeblichen Versuch, sich selbst zu erlösen. Eine unwiderrufliche Absage muß christlicher Glaube also überall da erteilen, wo – und das ist immer im Einzelfall zu prüfen – solche Vorstellungen von Reinkarnation und Seelenwanderung entwickelt werden, die Gott und Welt, Leib und Seele dualistisch auseinanderreißen, Freiheit durch ein eisernes Gesetz von Ursache und Wirkung unterminieren, die nach

Selbsterlösung trachten, statt sich von der Selbstmitteilung Gottes treffen zu lassen, die von allem Selbstrechtfertigungsstreß befreit.

3.3 Theologische Begründung der christlichen Antwort: Inkarnation statt Reinkarnation

Die christliche Anthropologie läßt sich durch vier Charakteristika kennzeichnen: Einmaligkeit, Ganzheitlichkeit und vorläufige Endgültigkeit. Das vierte Charakteristikum stellt quasi das Vorzeichen vor der Klammer dar, welche die drei anderen umfängt: Das christliche Menschenbild und damit auch die Sicht der Vollendung des Menschen weisen die Signatur der *Gnadenhaftigkeit* auf. Christliche Anthropologie ist genau der Teil der Gnadenlehre, der das Ankommen der Selbstmitteilung Gottes im Sohn und im Geist beim Menschen in den Blick nimmt. Als Vorzeichen vor der Klammer besagt es: alles ist Gnade. Das bedeutet keineswegs die Abwertung oder Aushöhlung des Menschlichen, der menschlichen Natur und Freiheit. Natur und Gnade sind nur ein scheinbarer Gegensatz, denn erstens ist menschliche Natur als geschaffene Natur schon Ergebnis des Gnadenhandelns Gottes in einem weiteren Sinne. Und zweitens existiert der Mensch konkret immer schon als geschichtliche Natur, als gefallene und – wenigstens in der Weise des Angebots – immer schon von Gott begnadete.

(1) Einmaligkeit: In theologischer Perspektive erscheint der Mensch nicht als einer, der in den ewigen Kreislauf der Natur oder in das ewige Auf und Ab der Konkurrenzgeschichte von Göttern und Menschen eingespannt ist. Nach biblischer Glaubenserfahrung ist der Mensch vielmehr hineingestellt in die einmalige Geschichte Gottes mit den Menschen. In der lateinischen Liturgie, die einige von uns noch kennengelernt haben, wurden die Evangelien stereotyp eingeleitet mit in illo tempore – in jener Zeit. Gemeint ist die Mitte der Zeit, die Zeit Jesu Christi. In ihm hat sich Gott ein Mal und ein für alle Mal den Menschen geoffenbart, sich selbst mitgeteilt, sein endgültiges Ja zu den Menschen gesprochen. Für unseren Zusammenhang heißt das: So wie Gott sich einmalig und ein für alle Mal in diesem konkreten Menschenleben geoffenbart hat, so hat der Mensch einmal und ein für alle Mal in seinem einmaligen Leben sich für Gott und seine Gottes-

herrschaft zu entscheiden, gewinnt oder verfehlt er in diesem einen Leben das ewige Leben. Das Entscheidende ist von Gott her schon geschehen und fordert die Entscheidung menschlicher Freiheit heraus. Gott hat ein Leben, ein konkretes Leben, gebraucht, um sich dem Menschen selbst mitzuteilen. Auch wir Menschen haben nur dieses eine Leben, um Gott in Jesus Christus und im Geist unsere Antwort zu geben.

(2) Ganzheitlichkeit: Der christliche Glaube bekennt, daß der Mensch in seinem Leib vollendet wird, in dem er sich konkret ausdrückt und in dem er so erst Mensch wird für sich und die anderen. Der Mensch wird vollendet in seiner Kommunikation mit anderen, in der Communio der Menschheit. Der christliche Glaube richtet sich also auf das *Daß* der Vollendung des leibverfaßten und kommunizierenden Menschen, nicht auf das *Wie* der konkreten Leiblichkeit. Verklärte Leiblichkeit muß das umfassen, was den Menschen zum Menschen macht. Wie sich der Mensch als Mensch in seiner verklärten Leiblichkeit zum Audruck bringt und wie er darin mit anderen kommuniziert, das vermögen wir uns nicht vorzustellen und sollten wir uns auch nicht ausmalen. Für christliche Anthropologie ist jedenfalls charakteristisch, daß der ganze Mensch vollendet wird, mit Leib und Seele, oder besser: in Leib und Seele, in seinen Beziehungen zur Mit- und Umwelt, in seiner Freiheits- und Unfreiheitsgeschichte.

(3) Vorläufige Endgültigkeit: Der Mensch wird vollendet in seiner Freiheits-/Unfreiheitsgeschichte. Im Tod steht er vor seinem Schöpfer und Erlöser so, wie er sich in seiner Freiheit in seinem einen Leben ausgezeitigt hat. Das, was wir üblicherweise als das Gericht bezeichnen, ist vielleicht eher ein Gerichtetwerden als ein Selbstgericht. Der Mensch begegnet im Tod nicht einem rachsüchtigen, einem doch nur in menschlichen Maßstäben gedachten, nach Gerechtigkeit lechzenden Buchhaltergott, sondern einem absolut heiligen und heilenden Gott, dem barmherzigen Menschensohn, der bis zum Tod geliebt hat, obwohl er an der mangelnden Liebe der Menschen – menschlich gesehen – gescheitert ist.

Für unseren Zusammenhang der Auseinandersetzung mit der Reinkarnationsvorstellung ist nun zweierlei bedeutsam, was ich unter die Überschrift „Vorläufige Endgültigkeit" stelle. Zum *einen*: So wie der

Mensch im Tod dasteht, steht er end-gültig da; so hat er gelebt; das ist jedenfalls die dem Menschen mögliche Sicht. Wie Gott mit diesem in seiner Endgültigkeit vor ihm gesammelten Menschen umgeht, das vermögen wir nicht zu sagen. Allerdings haben wir Anlaß, angesichts der Liebesgeschichte Gottes mit den Menschen die Aussage zu wagen, daß für Gott diese Endgültigkeit, gerade wenn sie eine negative ist, eine bloß vorläufige sein kann. Der Mensch vollendet sich ja nicht selber, sondern wird von Gott vollendet, wenn er, der einmal gekommen ist, wiederkommt in Herrlichkeit. *Zweitens* betrachten wir unter der Überschrift „Vorläufige Endgültigkeit" das Leben nicht vom Tod her, sondern den Tod vom Leben aus. Die Endgültigkeit, welche der Mensch im Tod präsentiert, bildet sich in seinem Leben aus, in seinem Leben läuft er auf den Tod, diese Schwelle zur endgültigen Vollendung, vor. Damit relativiert sich aber für christliches Verständnis die Todesgrenze. Nicht erst im Tod entscheidet sich aus der Sicht des Menschen das ewige Leben, sondern schon jetzt, im Heute, im Leben *vor* dem Tod. Man kann jetzt leben und doch schon tot sein, und man kann im Tod, im Untergang, im Abschied-von-sich-selbst-Nehmen jetzt schon das Leben gewinnen. Unüberbietbar formuliert diesen Sachverhalt der 1. Johannesbrief: „Wir wissen, daß wir vom Tod zum Leben hinübergegangen sind, weil wir die Brüder und Schwestern lieben. Wer nicht liebt, bleibt im Tod" (1 Joh 3,14). Deshalb gibt es für den Menschen keine Wiedergeburt im Tod, nein: Für den Christen geschieht diese Wiedergeburt hier in diesem Leben. Im Zum-Glauben-Kommen, welches seinen Ausdruck findet in der Taufe, wird der Mensch zu neuem Leben geboren. Wer wiedergeboren wird aus Wasser und Heiligen Geist, der ist schon gerettet, der hat das ewige Leben. So ernst haben wir Gottes Liebesangebot in der Geschichte zu nehmen, und natürlich ist auch dies Gnade, also entsprechend dem Vorzeichen vor der Klammer zu lesen!

Ich komme zum Schluß und frage noch einmal: Haben wir mehrfach zu leben? Meine klare Antwort lautet: nein!

Wir müssen nur einmal leben. – Wir dürfen einmal leben. – Wir können dieses eine Mal leben. – Wir können es, weil wir von Gott angerufen und so Person sind. Das ist die Tiefe des Personbegriffs – auf den vielleicht letztlich die Sache hinausläuft –, der weder individualistisch verzerrt noch ins Universalistische aufgelöst werden darf. Der Mensch wird Person durch andere Personen, er ist Person nur mit anderen Personen, und wird als Person vollendet nur mit anderen Personen. Im Letzten ist und bleibt er/sie – in interpersonaler Gemeinschaft –, weil Gott ihn/sie ins Leben gerufen und zum ewigen Leben berufen hat: „Fürchte dich nicht, denn ich habe dich ausgelöst, ich habe dich bei deinem Namen gerufen, du bist mein" (Jes 43,1). Ja, wir sind nicht nur mit dem Namen Gottes bzw. mit dem Namen Christi gezeichnet, nein und unendlich viel mehr: Gott ist mit unserem Namen gezeichnet: „Ich habe dich eingezeichnet in meine Hände" – „Kann denn eine Frau ihr Kind vergessen, eine Mutter ihren leiblichen Sohn? Und selbst wenn sie ihn vergessen würde: Ich vergesse dich nicht" (Jes 49,16a.15).

Herausgeber und Autoren

Biesinger, Albert Dr. theol., o.Prof. f. Religionspädagogik, Kerygmatik und kirchliche Erwachsenenbildung, Katholisch-Theologische Fakultät, Universität Tübingen

Hilberath, Bernd Jochen Dr. theol., o.Prof. f. Dogmatische Theologie und Dogmengeschichte, Katholisch-Theologische Fakultät, Universität Tübingen

Kessler, Michael Dr. theol., M.A., Direktor des Instituts für Fort- und Weiterbildung der Diözese Rottenburg-Stuttgart, Rottenburg

Köhler, Joachim Dr. theol., Prof. f. Kirchengeschichte des Mittelalters und der Neuzeit mit besonderer Berücksichtigung Südwestdeutschlands, Katholisch-Theologische Fakultät, Universität Tübingen

Kuschel, Karl-Josef Dr. theol., Prof. f. Theologie der Kultur und des interreligiösen Dialogs, Katholisch- Theologische Fakultät, Universität Tübingen

Niehr, Herbert Dr. theol., Prof. f. Einleitung in das Alte und Neue Testament unter Einbeziehung der frühjüdischen Literatur, Katholisch-Theologische Fakultät, Universität Tübingen

Die ersten Bände der Reihe "KONTAKTE":

Michael Fischer / Alwin Hummel / Franz Nagler/
Hans Ostertag (Hrsg.)

Basisgemeindliche Kirche

Dokumentation

Band 1, 1996, 174 Seiten, DM 29,80/ÖS 233,–/SFr 29,80
ISBN 3-7720-2520-X

Michael Kessler (Hrsg.)

Eucharistie

Rückfragen zum Katechismus der Katholischen Kirche

Band 2, 1996, 155 Seiten, DM 29,80/ÖS 233,–/SFr 29,80
ISBN 3-7720-2521-8

Albert Biesinger / Michael Kessler (Hrsg.)

Himmel – Hölle – Fegefeuer

Theologisches Kontaktstudium 1995

Band 3, 1996, 133 Seiten, DM 29,80/ÖS 233,–/SFr 29,80
ISBN 3-7720-2522-6

Michael Kessler (Hrsg.)

Ordination – Sendung – Beauftragung

Anfragen und Beobachtungen zur rechtlichen, liturgischen
und theologischen Struktur

Band 4, 1996, 140 Seiten, DM 29,80/ÖS 233,–/SFr 29,80
ISBN 3-7720-2523-4